TRANS-FORMA-ACCIÓN

TRANS-FORMA-ACCIÓN

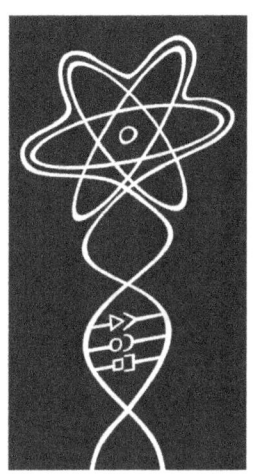

"La Promesa Cuántica Cumplida"
TU MANUAL DE RECONEXIÓN CUÁNTICA

Dr. Joel Rugerio Cano

Nota a los lectores: esta publicación contiene opiniones e ideas de su autor. Su intención es ofrecer material útil e informativo sobre el tema tratado. Las estrategias tratadas en este libro pueden no ser apropiadas para todos los individuos y no se garantiza que produzca ningún resultado en particular. El lector deberá consultar a un profesional capacitado antes de adoptar las sugerencias de este libro o sacar conclusiones de él.

La publicación de esta obra puede estar sujeta a futuras correcciones y ampliaciones por parte de la autora.

TRANS-FORMA-ACCION
La Promesa Cuántica Cumplida

© Joel Rugerio Cano2018

La Promesa Cuántica Cumplida:

Muchas generaciones han ido en busca de la tierra prometida y se han quedado en el intento, por no saber, ¿qué es el lugar a dónde van?, y ¿cómo llegar a ese sitio donde no hay más llanto, ni dolor?

Este es un regalo a la nueva esperanza y reconexión con tus deseos a través de saber usar correctamente tus herramientas de poder.

Es dejar un legado que marque una huella imborrable de tus días en la tierra.

¿Crees en milagros sin fin?

¿Crees en lo imposible?

¿Crees que el sueño es una máquina del tiempo?

¿Crees en la curiosidad?

¿Crees en lo que no puedes ver?

¡Atrévete a descubrirlo!

Dr. Joel Rugerio Cano

ÍNDICE

Capítulo 3. EL HIJO PRÓDIGO

Capítulo 4. LA RESILIENCIA

Capítulo 5. EL PROPÓSITO

Capítulo 6. LA CONEXIÓN

Capítulo 7. LA DESPEDIDA

Capítulo 8. LA RECTIFICACIÓN
(Carácter y madurez entendedora)

REFLEXIÓN FINAL

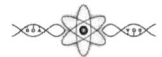

PRÓLOGO

Cuando conocí al Dr. Joel, jamás imaginé al maestro que tenía frente a mí. Recuerdo claramente que fue en Barcelona en uno de los Evento más grandes de Europa, el Vuélvete Imparable de Laín García Calvo.

Yo era ese día el motivador del evento, y allí, en primera fila estaba "El Maestro", como cariñosamente le llamo desde ese día.

Nunca imaginé todo lo que descubrí a medida que le fui conociendo, y esa fue la razón por la que le llamo así.

Cuando esta maravillosa obra que hoy tienes en tus manos llegó a las mías, me sumergí de inmediato entre sus páginas. Es la tercera parte de una extraordinaria trilogía que te invito desde ya a tener en tu poder si eres de las personas que está buscando un cambio profundo, una verdadera transformación, o como en sus tres obras bien lo deja ver este gran maestro TRANS – FORMA – ACCIÓN.

Durante años me he dedicado a motivar a las personas, y me mantengo en un constante aprendizaje para dar lo mejor y este libro me ha dado mucha información y herramientas valiosas que seguirán permitiéndome la oportunidad de experimentar CAMBIOS PROFUNDOS.

Un libro puede cambiar tu historia, puede dirigir tu destino hacia algo inesperado pero deseado por ti con el alma, y te puedo asegurar que este hermoso manual escrito por el Dr. Joel te llevará a experimentar cambios a medida que lo vayas leyendo. No es al final, es desde el momento que inicies la lectura y vayas dejando que cada palabra entre en tu mente, en tu mundo y lo lleves por supuesto a la acción.

La promesa cuántica como bien le ha llamado a esta tercera parte de su trilogía trata temas profundos de conversión entre lo que eres hoy y en lo que te puedes convertir si actúas.

Puedo adelantarte, como al inicio de una muy buena película que estás por ver, que los capítulos 5 y 6 me han fascinado. *Todos son impactantes*, pero cuando entres en esta parte de la lectura encontrarás muchas respuestas a interrogantes que todos nos formulamos en algún momento de nuestras vidas.

Este libro que hoy tienes en tus manos, no es un libro más, para mí sin lugar a dudas es un MANUAL PARA LA VIDA. Subráyalo, estúdialo, toma apuntes, ábrelo a diario en una página al azar y busca mensajes para tu día.

Y pensar, que estaba yo en un escenario, motivando a los asistentes. Y entre ellos estaba Joel, una eminencia para mí, con su humildad para aprender que le caracteriza a este gran ser humano.

Gracias por regalar a la humanidad esta obra mi querido Joel, uno de mis más grandes amigos y maestro.

Disfruta amado lector de cada página y adapta a tu vida cada enseñanza.

Prepárate para una gran TRANS – FORMA – ACCIÓN.

HAZLO AHORA!

Robinson González
Motivador – Escritor - Conferenciante
Autor del Libro: "Hazlo Ahora"
Creador del Seminario Intensivo: "Hazlo Ahora"

INTRODUCCIÓN

Llegar a este punto de la trilogía de TRANS-FORMA-ACCIÓN es empezar a retomar tu esencia y tu propósito de vida.

A ti que deseas saber más, este tercer volumen es:

De resultados.

De esperanza.

De auto conocimiento.

Sobre todo, de un futuro alentador.

Estamos viviendo fases de continuos desafíos, de continuas desilusiones y desesperanza porque el ambiente y nuestra mentalidad han perdido la brújula de la esperanza en un nuevo modelo de vida.

Esta Trilogía Cuántica de Reconexión es una suma de más de cuarenta años de trabajo, experimentos y experiencias basadas en evidencias que ha llegado el momento de compartir y empezar la demostración.

La propuesta de este libro es que tengas a tu alcance un verdadero manual de cabecera en tu superación personal.

"Para el bien de todo y de todos desde mi mejor sentir"

Dr. Joel Rugerio Cano

LA PROMESA CUÁNTICA CUMPLIDA

Llegados a este punto te mostraré:

- ¿el Qué?,
- ¿el Cómo?,
- ¿el Por qué? y
- ¿el Para qué hacer las cosas que realmente dan resultados?

Mi conocimiento cuántico aplicado al desarrollo personal es una genuina promesa cumplida en el tiempo y en el espacio, apoyando los más nobles y genuinos deseos de cambio en la humanidad.

Estos manuales tienen el sustento de la **Biblia,** porque más allá de un libro que se utiliza en la religión, mi mayor sentir es que hay códigos de física cuántica, lo que significa que hay un sistema metafísico de alegorías con promesas, que se cumplen en el tiempo y en el espacio, utilizando un sistema de personajes que coinciden con mis niveles de investigación en caminos que llevan, del ser humano al alma y así apoyar al desarrollo de una mejor consciencia.

El lenguaje metafórico de las enseñanzas de la Biblia y de los evangelios, son mensajes siempre frescos para la conciencia cuando se está preparado para la nueva versión de sí mismo.

Además, en esta trilogía podremos aprender a valorar nuestra

"ECOLOGÍA DIVINA" lo que somos tanto física como psicológica como íntimamente (por no decir espiritual, ya que respeto profundamente tu vida interior y tus inquietudes con lo Divino).

En estos manuales podrás encontrar mensajes de personajes que han Marcado mi vida en lo interior y en el campo del conocimiento de la física cuántica, por ejemplo: **JESÚS DE NAZARETH, JIM ROHN, ZIG ZIGLAR, NORMAN VINCENT PAELE, NEVILLE**

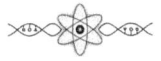

GODDARD, WILLIAM WALTER, GENEVIEVE BEHREND, NAPOLEÓN HILL, TONY DE MELLO, PAULO COHELO, NAELE DONALD WALSH, ALBERT EINSTEIN, DR. DAVID R. HAWKINS, JOE DISPENZA, ROBERT DILTS, BABA MUKTANANDA, JOSEPH MURPHY, WAYNE W. DYER, STEPHEN HAWKING, entre otros grandes personajes y amigos como **Laín** y el Bestseller **"La Voz de tu Alma"**, herramientas con las que nunca me he sentido solo, ante cualquier duda, ellos siempre están en mi cabecera esperando dar el consejo para el mejor avance en mi vida.

A todos ellos y a ti que has llegado hasta aquí con mi labor, te digo mil gracias.

Dr. Joel Rugerio Cano

¿POR QUÉ ESTE TÍTULO DE LIBRO?

Porque vivimos tiempos de ajustes que producirán cambios en la humanidad y necesitamos estos manuales para apoyar nuestros pasos.

Por ello te entrego este tercer código de ideas, preguntas y temas que unidos te guiarán a un conocimiento más simplificado entre el conocimiento científico de la física cuántica, la neurobiología y el desarrollo personal utilizando un lenguaje comprensible para tu beneficio, tal y como lo hacían en la antigüedad los grandes maestros.

Promesa:

la *promesa* se puede ver desde diferentes puntos de vista y con eso podemos darle diferentes usos en nuestra comunicación oral y escrita. Desde el punto de vista integral es un pacto u ofrecimiento de dar algo a otra persona.

Cuántica:

Raíz latina de "quantum" que es una porción de un todo indivisible.

En la escala cuántica en el mundo de lo infinitamente pequeño, no hay fronteras; ni un electrón, ni un protón, ni ninguna otra partícula subatómica fuera de sus interrelaciones y movimientos del propio observador, porque no puede existir nada aislado.

En nuestro proceso evolutivo humano, en el mundo de las cosas sutiles, "aparentemente" yo termino donde mi cuerpo termina y tu dónde tu cuerpo termina, en cambio hay una idea sublime al amplificar nuestro panorama, nos damos cuenta de que somos diminutas partículas o "quantums" y que nuestra existencia solo puede activarse en función de nuestras interconexiones con los demás y con el medio ambiente, además que convivimos e inte-

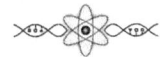

ractuamos por semejanza de vibración en armonía para el mejor desarrollo de nuestra conciencia.

"El universo es un entretejido sin costuras"
Whitehead

Toda promesa es un intercambio cuántico de energía que tiene requisitos:

El que pide: por necesidad o por confiar en la persona a la que pide.

El que da: porque tiene y confía sabiendo que no importa la recompensa sino el haber usado sus dones para **"la contribución"**.

El tiempo: en el radica el mecanismo cuántico de procesos de vivencias y experiencias.

Uno de los mejores ejemplos de una Promesa Cuántica cumplida está en la Biblia:

1. No os dejaré huérfanos; vendré a vosotros.

Hablemos claro desde el principio:

Hace más de dos mil años esta promesa aún se cumple día a día.

No os dejaré huérfanos: nadie está desamparado si en verdad desea el conocimiento y lo aplica con su mínimo entendimiento, eso hará que tenga más conocimiento y si lo comprende logrará adquirir sabiduría.

2. Un poco más de tiempo y el mundo no me verá más, pero vosotros me veréis; porque yo vivo, vosotros también viviréis.

El mundo de las apariencias si propósito definido no entiende, porque no tiene el conocimiento profundo de lo sutil como tú que estás leyendo estas líneas, aunque no seas consciente estás aquí porque ya estás preparado.

Vosotros me veréis: los que desean realmente darse la oportunidad de evolucionar pueden ver más allá de la habitación oscura de la ignorancia y tocar el botón de encendido de su habitación mental y encontrarse cara a cara con la verdad metafísica de saberse a sí mismo siendo la causa responsable de su propio destino.

Porque yo vivo, vosotros también viviréis: solo por haberte conectado con la verdad más íntima que es saber que en ti están las infinitas posibilidades de realizar en tu vida todo el bien que hay en el universo, solo por amar tu propio propósito sin dejar que otros decidan por ti, sin permitir que otros te utilicen y ser fiel a lo único permanente que es tu alma.

En ese día conoceréis que yo estoy en mi Padre, y vosotros en mí, y yo en vosotros.

El día que tú decidas que este universo físico tiene infinitas partes mentales unidas por un campo electromagnético sutil y en este espacio estamos contenidos todos, tú y yo.

Conocer al padre es conocer la causa buena para ti, dentro de ti, y activar tu generosidad desde la gratitud amando sin esperar nada a cambio, se activan átomos de nueva esperanza que producirán un efecto poderoso en el universo.

3. El que tiene mis mandamientos y los guarda, ese es el que me ama; y el que me ama será amado por mi Padre; y yo lo amaré y me manifestaré a él.

El que sabe usar su pensamiento correcto para aplicarlo en cada situación de su vida y lo guarda discretamente, es decir, sin arrogancia, esta persona está en un grado de evolución que será reconocido por los demás aun sin decir nada.

El que me ama será amado por mi Padre: El que ama la verdad, será amado por el conocimiento en el campo cuántico y sus frutos tendrán derecho a permanecer en el camino a pesar de sus errores, se levantará como el **"AVE FENIX"** resurgiendo de sus cenizas y resplandecerá por la gracia del conocimiento entendido **(el Padre).**

y yo lo amaré y me manifestaré a él.

El conocimiento de la realidad profunda de sí mismo y el respeto por la vida, serán para la metafísica cuántica en la vida de cada persona, un dulce despertar.

Evangelio de San Juan 14:18-21

Capítulo 1
EL LEGADO

MI FILOSOFÍA DE VIDA

Un regalo que perdure cuando tú ya no estés en esta vida, este es y será tu legado.

La energía inicial es el Gen más noble cuánticamente concebido para que en ti y en mí se amplifique la promesa de regresar a la casa del padre (el conocimiento demostrable) en paz.

Existe un YO dentro de mí mismo formado de varios universos o planos, que son el físico, el mental y el espiritual, todos en una misma envoltura o cuerpo.

En forma precisa te muestro como poder obtener resultados a través de estos manuales de reconexión.

TRANS: es **el pasado** oculto en la **MENTE** a través de la **MEMORIA Y SUS CIRCUITOS DE RECONEXIÓN CON EL ALMA.**

FORMA: es aprender el uso correcto del **PRESENTE** para ir del **PENSAR AL SENTIR** y de ahí lograr un **SENTIMIENTO RECONECTIVO**.

ACCIÓN: es la vía del **futuro** exitoso que solo se logra por medio de la demostración y evidencias del presente, apoyado con los conocimientos adquiridos para lograr un correcto **SENTIDO CUÁNTICO DE RECONEXIÓN.**

La finalidad de que este material llegue a tus manos es que, si lo aplicas correctamente logres nuevas conexiones sinápticas, dicho de otra manera, poder lograr despertar en ti querido lector, el camino simplificado para lograr que **TU PENSAMIENTO** sea capaz atraer un **Recuerdo** que contenga **la experiencia** de una **Emoción agradable** y con ello seas capaz de mantener un **Sentimiento Poderoso**, que invariablemente te lleve a tener resultados.

PENSAMIENTO → RECUERDO → SENTIMIENTO: → RESULTADOS POSITIVOS.

Y No al revés como es tu costumbre.

SENTIMIENTO → RECUERDO → PENSAMIENTO: RESULTADOS NEGATIVOS, mente obsesiva en el resentimiento y la costumbre de un juicio dañado.

¿Cómo se desarrolla un legado?

Te contaré una historia.

Se dice que había tres albañiles trabajando codo a codo.

Cada uno estaba levantando un ladrillo para ponerle cemento y colocarlo en su lugar.

Un niño pequeño les pregunta:

¿Qué están haciendo?

El primer albañil dice:

"Estoy poniendo un ladrillo encima de otro, ¿no es obvio?"

El segundo dice:

"Estoy construyendo una pared para el costado oeste de una iglesia"

El tercero dice:

"Estoy construyendo una catedral. Estará en pie durante siglos e inspirará a la gente para hacer buenas obras"

En esta historia podemos reflexionar sobre lo que es un legado, imagínate:

¿Cuál de los tres albañiles haciendo lo mismo, piensas que está enfocado en dejar su legado?

Obviamente el tercero.

Hay una amplia diferencia entre solo colocar un ladrillo y construir una catedral.

Todo legado es una construcción de acciones para un resultado al futuro.

¿Cuál sería tu legado cuando dejes esta vida?

¿Será que cada día vas pegando ladrillos a ver qué sucede?,

o ¿estás creando una vida en la que seas recordado de verdad?

¿Cuál es la construcción que dejarás cuando hayas partido de este plano de conciencia?

¡Obsesiónate por dejar un legado!

DEJAR ALGO QUE SEA FUENTE DE INSPIRACIÓN Y NO SOLAMENTE HABER PASADO POR LA VIDA, CÓMO TODOS LOS DEMÁS.

Recuerda bien somos herederos mancomunados de la gracia de la vida, estamos aquí de paso, no somos eternos, nada nos vamos a llevar cuando dejemos el plano de esta experiencia.

No son los títulos los que marcan la diferencia sino las acciones.

¿Cómo quieres ser recordado?

Lo que siembras es lo que cosechas, tu obsesión debe mantenerte enfocado en un alto estándar.

Tu obsesión es la parte de tu espíritu que te impulsa a ser más de lo que es la gente común.

Cuando decidí hacer un libro, busqué a un mentor con resultados, encontré a Laín, con un grupo de **"ALMAS IMPARABLES"** "en donde se muestra el camino para convertirte en un Bestseller y el resultado fue que en vez de hacer un libro fueron tres libros para crear nuestra propia saga, este gran desafío tocó mis fibras más íntimas, porque coincide con mis valores y fe en el futuro.

Este es el motivo para que ahora te muestre *"Mi Filosofía de Vida"*

1. **Hacer un poco más de lo que me piden.**

2. **Hacer algo bien, si no mejor no hacerlo.**

3. **Buscar un mentor que sea el mejor o no involucrarme.**

4. **Tener un compromiso, no nadar con patos, sabiendo que tú eres águila.**

5. **Tener disciplina, esto es el corazón de mi vida con resultados.**

6. **Nunca abandonar, no existe la derrota solo el aprendizaje.**

7. **Dejar lo mejor de mí en lo que hago (hacerlo todo como si se tratara de hacer algo de vida o muerte).**

Así es como me comprometí a escribir esta trilogía, no fue fácil entre compromisos de fin de año, más carga de trabajo en mi consulta y mayor exigencia de salario en mi desarrollo interior, han sido meses intensos, pero ha valido la gracia llegar hasta aquí, junto con todos los que me han apoyado.

En nuestro legado tenemos un viaje que nos trae cada día un desafío y una oportunidad, nos motiva para tomar riesgos que hagan superar las barreras porque nuestro esfuerzo, **"bien vale la gracia"** (no como dice el mundo: **"vale la pena"**, la pena es un sentido negativo anclado en la conciencia primitiva).

"Cualquier cosa en la que creamos firmemente, nos convencerá a nosotros mismos de que es verdad; y cualquier cosa que reconozcamos como verdad, se transformará a sí misma en una realidad.

Así de poderosos son nuestra creatividad y nuestros deseos"

RAMTHA

En esta vida tus resultados son un legado y esto es un gran espejo de tu mente, de tus acciones y de tu marca personal.

EL ESPEJO DE JUSTICIA

Todo lo que vemos manifestado es solo el reflejo de la mente que se está comunicando de forma consciente o inconsciente.

Nuestra vida es un espejo en el que estamos proyectando nuestra sombra en los demás, en donde estamos para poder vivir mejor, para poder aprender, imitar como si de un espejo se tratase o actuar por empatía.

Normalmente nos fijamos en lo que reflejan nuestros mejores espejos que son las personas más cercanas a nosotros, ya que por alguna razón de afinidad convivimos con ellas.

Este es el motivo por el que, si tú ves en tu pareja que es una persona maravillosa, que es grande en muchos sentidos, además de que es una persona con mucha intuición, que es una persona con mucha sabiduría y conocimiento, en realidad, aunque tú no lo sepas, estás conviviendo física y energéticamente con tu propia grandeza, tu propia sabiduría y tu propia intuición.

Desde hace prácticamente un año, recuerdo el mes de junio de 2017, mi mentor Laín, vino de invitado a darnos una formación en una compañía de multinivel donde mi esposa es uno de los líderes.

Al despedirme le comencé a explicar mi proyecto de **TRANS-FORMACIÓN**, y él me comentó:

Te conocí como médico cuántico, con una gran labor para la humanidad. Tienes razón en seguir "**la Voz de tu Alma**"

Fue entonces cuando tomé la decisión de hacerme consciente de mi esencia, para reincorporarme con mis valores de vida.

Imagínate querido lector que he vuelto con nuevas herramientas y técnicas que me permiten una gran mejora en muchos sentidos, como, por ejemplo, vivir mejor con mi bienestar emocional, sentirme bien y por supuesto también estoy hablando de estar con paz mental, salud, además de prosperidad.

Todo lo que tienes en este libro está basado en las cosas que yo hago, por ello os hablo desde los resultados de mi experiencia personal, a medida que los he ido aprendiendo e incorporando a mi vida.

Durante este tiempo he aprendido a sentir y valorar cómo me voy preparando para el siguiente paso en mi vida, en cada decisión de los nuevos tiempos, en los distintos procesos de mi vida y así sucesivamente demostrando al mundo la persona en la que soy.

Reflexionando siempre:

¿Cuál será mi legado cuando ya no esté en este cuerpo?

Cuando haya dejado mi cuerpo en esta etapa relativa,

¿Qué será de mis diplomas, mis títulos y medallas de esta vida?

Ahora comprendo cómo me siento cuando voy avanzando, entendiendo, aprendiendo, integrando en mi vida nuevas acciones continuamente, nuevos elementos, nuevas herramientas y estrategias de cambio, como por ejemplo tener una FANPAGE en Facebook con más de 5000 personas.

Dedicarme a hacer estos manuales de reconexión, diseñar nuevas herramientas terapéuticas para dar al mundo un sentido más práctico del bienestar, para apoyar a todo el que desee ser y estar mejor, como tú que tienes en tus manos este manual de **Reconexión Cuántica.**

También dedico mi esfuerzo a dar charlas y conferencias de crecimiento personal, apoyándome en los conocimientos adquiridos de mis mentores e investigaciones propias, en dónde la base de mi trabajo es una vida integral sustentada por una mejor toma de conciencia y progreso hacia los mecanismos de cambio interno.

Anteriormente sentía que me esforzaba mucho y no tenía los resultados que yo deseaba, a veces me iba bien, a veces me iba mal, **no sé si, ¿a ti también te ha sucedido esto?**

Yo me cuestionaba muchas veces el:

¿por qué a otros les va mejor que a mí?

Tenía un mar de dudas e inquietudes al respecto y me preguntaba:

¿Cuál era el secreto?,

¿qué cosas hacen los demás diferentes a las mías?

Yo no tenía una clara información concreta de qué estaba haciendo, solo me daba cuenta de que sí lo hacía bien o de que me había equivocado, por los resultados.

Al escribir esta trilogía puedo valorar que:

- Nuestras acciones diarias están conectadas con imágenes, que corresponden a programas y vivencias que están grabadas en nuestra mente, gracias a que existe una fuente de información apoyada por un impacto emocional profundo.

- Continuamente con nuestros pensamientos estamos sembrando semillas en nuestra mente de la vida que deseamos, porque es a través de lo que nosotros mismos pensamos, sentimos y decimos.

- Todos hemos nacido para triunfar y vivir bien en todos los sentidos, nos lo merecemos, simplemente debemos entender claramente cómo funcionan las reglas del éxito, porque nunca nos las explicaron.

- Nuestra mente tiene un código en donde se halla un profundo sentido emocional y neurobiológico, además de que continuamente está tomando decisiones, gracias a mecanismos de elección propios de cada persona, su medio ambiente y sus valores.

"¿Qué vamos a dejar a nuestras
generaciones futuras?"

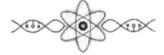

Capítulo 2
LA CONTRIBUCIÓN

"No está nada escrito, porque todo se está escribiendo cada día"

Dr. Joel Rugerio Cano

En este capítulo deseo compartir, cómo poder estar mejor y tener un mejor estilo de vida.

Para que una contribución tenga sentido necesita ser de tres tipos:

1. **Como persona**
2. **Como profesionista**
3. **Como ser entregado al servicio de apoyo metafísico, con amor, entrega y energía espiritual.**

1. Contribución a la vida como persona:

Uno de mis grandes anhelos es ser mejor persona, eso solo es cuestión de tiempo porque mi vida es un eterno sube y baja como muchos de vosotros.

Mi anhelo es ser mejor hijo y cada día es mi labor, aunque mis padres ya no estén en este plano de conciencia.

Mi anhelo es ser el mejor padre del universo dando a mi hijo confianza y seguridad en el futuro, con mi vida y ejemplo.

Finalmente ser buen Esposo, Abuelo, y amigo de los que desean desarrollar conciencia a mi lado, a todos les doy las gracias por darme la oportunidad de contribuir con un granito de arena en este universo.

2. Contribución a la vida como profesionista:

Terminé mi carrera de medicina de manera correcta, nunca bus-

qué las mejores notas, porque mi anhelo era ser mejor persona más que obtener un calificativo, deseaba ser una genuina ayuda para mis semejantes, en mis ratos de descanso me iba a hacer guardias a hospitales y a dar servicio a los más necesitados de la comunidad.

LA SALUD ES TU RIQUEZA

El mayor tesoro de nuestra vida es nuestra salud y de eso depende nuestra riqueza, porque estando sano te ahorras miles de gastos, miles de malestares que te alejan de tu paz, confianza y seguridad.

¿Cuánto te cuesta estar enfermo?

Es incontable la cantidad no solo de dinero, sino de calidad de vida en relaciones y sobre todo familiar.

¿Cuánto te cuesta estar sano?

Puesto que la salud no tiene precio debes dar un alto valor a tres áreas que te mantendrán saludable.

Para tener resultados debes mantener equilibrio en estas áreas:

1.- Física: valora tu biorritmo, lo cual significa estar en armonía con lo que haces, mantienes y liberas o desechas.

Nutrición: tiene que estar balanceada de acuerdo con tus necesidades, tus recursos y a tu edad.

Procura siempre tener una regla metabólica para saber equilibrar si lo que comes es igual a lo que eliminas por medio de sudor, orina y excreciones.

Balancear tu nutrición con tu alimentación, cuidando de los dulces o hidratos de carbono, tomar grasas de buena calidad, proteínas, suplementos alimenticios y agua.

Ejercicio: el adecuado con tus necesidades o proyectos de estilo de vida, lo mínimo que te recomiendo es caminar a diario por lo menos 40 minutos a un paso sostenido.

Descanso: lo ideal es dormir 8 horas antes de las 12 de la noche hasta las 7 am. Dependiendo de tus necesidades, un reposo de 20 minutos al medio día después de comer.

En mi caso duermo 4 a 5 horas, porque así me lo he impuesto, ya que me despierto antes de las 4 de la mañana para meditar una hora y media.

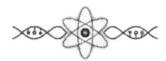

2. - Mental/Emocional: revisión de áreas de equilibrio, si no sé cómo hacerlo recurrir a técnicas de apoyo emocional como son:

Mindfulness: una gran práctica para mantener la respiración consciente y poder tener mayor claridad mental, mayor conciencia de estar en el momento presente y sintiendo lo que está experimentando tu cuerpo, si sabes lo que está pasando puedes elegir cómo responder a las expectativas de la vida.

Porque tú eliges cómo quieres vivir en cada momento.

Saber usar la compasión de forma correcta.

Theta Healing: Método de relajación profunda que libera las programaciones para lograr nuestros sueños y nuestros éxitos como personas.

3.- Espiritual: poder utilizar herramientas correctas para tu beneficio, por ejemplo:

- **Yoga**: ejercicio armónico para equilibrar mente, conectar mejor con tu alma y ayudar a tu cuerpo.

- **Meditación**: para armonizar tus pensamientos y liberar tensiones propias de estados de estrés.

- **Oración**: es una forma de hacer que tus procesos de interiorización funcionen y te hagan sentir que estás en presencia de lo sublime. Es un acto de humildad y recepción de energía multidimensional si sabes hacerlo. Es una maravillosa forma de estar en conexión directa hablando y permitiendo escuchar en tu interior el mensaje de apoyo en tus momentos de necesidad.

- **Tai-Chi**: ejercicios armónicamente balanceados del cuerpo y conexión con planos sutiles de tu alma, mi experiencia es que te sientes de maravilla cuando los practicas constantemente.

- **Cantos:** pueden ser espirituales como **"Mantras"**, o simplemente cantos normales que te hagan sacar ese grito interior y te liberen de las tensiones del estrés.

- **Danza**: nada más liberador para el cuerpo y conectar con tu interior, bailar de cualquier forma, Danzón, Tango, Rock, etc.

- En este tema no se me da bien la "movida de mi cuerpo" pero he tenido grandes resultados con mis pacientes cuando les aconsejo la danza para romper bloqueos.

MECÁNICA DEL ÉXITO Y SABIDURÍA CUÁNTICA

Cada acontecimiento que está en tu vida es para acercarte a tu destino y recuerda que solo has sembrado unas semillas que están germinando cada día, pequeños brotes de lo que tú serás en el futuro, así es que debes cuidar el proceso de tus acciones y sentimientos que están conectados con tu futuro.

Si quieres cambios sostenidos:

La clave está en cambiar la energía de tu sentir.

Mi experiencia ha sido definitiva en los procesos de cambio, saber corregir el sentido de lo que estoy sintiendo.

Para muchos este consejo es como "pasar página" o "darle la vuelta a la tortilla", el problema es que muchos de mis amigos no hacen ni una cosa ni la otra y, **¿por qué te lo digo?**, simplemente por los resultados que observo, ya sea en sus conversaciones o en su comportamiento.

A continuación, te mostraré el resultado fruto de una investigación, en algunos casos en donde los pacientes nada han podido hacer, solo porque sus médicos o terapeutas ignoran este tipo de información o bien saben muy poco. Agradezco la confianza de mis pacientes para poder mostrarte este trabajo que te dará ideas de mi contribución a la vida.

EL MAKING UP GEN:

Por: Dr. Joel Ariel Rugerio Cano

Web: www.drjoelrugerio.com

El maquillaje genético:
¿Para qué me sirve esta información no siendo médico?

Para encontrar explicación a muchas alteraciones que aparecen en tu vida y que por desconocimiento no atiendes y cuando buscas ayuda la enfermedad original está envuelta por muchos síntomas inespecíficos.

Para que tú sin ser médico puedas hacer uso correcto de esta información y sus diversas expresiones, que te hagan encontrar respuestas para solucionar un problema o enfermedad "rara" que se encuentra oculta, dentro de circuitos de memoria mal codificada.

La información no es la formación ya que la formación significa:

Forma: es el desplazamiento cuántico.

Acción: es la actividad sin tiempo, ni espacio, en un sitio u órgano específico.

Cada sustancia y partícula elemental de la que está construido el organismo es una fina red genética que tiene las características electromagnéticas que pueden transformar la información y las funciones en el medio ambiente del órgano, aparato o sistema en el ser humano.

La naturaleza neurobiológica es capaz de cambiar la frecuencia, el ritmo y por lo tanto la velocidad en el ambiente del organismo pudiendo influir sobre las emociones, los transmisores nerviosos, los mecanismos de defensa y las hormonas.

Cuando se fusiona la información del ambiente genético y aparecen síntomas inespecíficos de patologías *"raras"* dan como resultado una nueva estructura, que crea una nueva información de códigos de referencia que al limpiarlos darán como un resultado automático la salud.

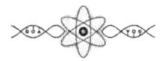

¿CÓMO SE MAQUILLA UN GEN?

Los fallos en la información genética surgen de "Lo Malo" que rodea a la nutrición y los desajustes en el balance alimentario:

- Dieta vs. Comida
- Comidas Adictivas
- Contaminación ambiental
- Colorantes y Edulcorantes
- Estrés
- Desinformación
- Prejuicios
- Hábitos de Raza, Sexo, Genética

Los Desequilibrios en la Alimentación y Nutrición

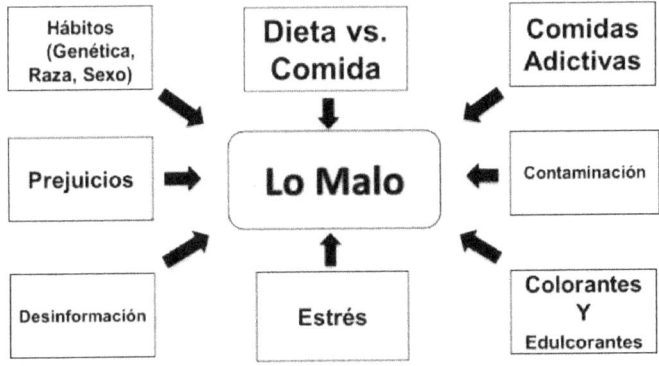

Elementos Contaminantes:

Los metales tóxicos son un grupo de minerales que no poseen una función conocida en el cuerpo, de hecho, son dañinos, hoy

en día la humanidad está expuesta a niveles más altos de plomo, mercurio, arsénico, aluminio, cobre, bromo.

Muchos de estos metales son inodoros, insípidos e incoloros.

Un problema significativo causado por estos es que remplazan a los nutrientes minerales en lugar de enzimas unificadoras. Los efectos resultantes pueden recibir nombres tales como:

- Hipotiroidismo
- Diabetes
- Cáncer

También pueden fomentar infecciones crónicas o irritaciones.

FUENTES COMUNES DE METALES TÓXICOS

Arsénico: Pesticida, cervezas, agua de grifo, pinturas, cosméticos, fungicidas.

Aluminio: Bebidas enlatadas, agua de grifos, polvo de hornear, quesos procesados, harina emblanquecida.

Berilio: quema de combustibles fósiles, fabricación de plásticos, ceniza volcánica.

Cadmio: cigarrillo, tabaco, marihuana, peces grandes, mariscos, tubos galvanizados.

Cobre: pesticidas, agua de grifos, suplementos nutricionales (vitaminas prenatales).

Plomo: agua de grifo, cigarrillo, tintes para el cabello, pesticidas, fabricación de baterías.

Mercurio: amalgamas o empastes dentales, peces grandes, mariscos, fabricación de papel, cloro, adhesivos, suavizantes de ropa.

Níquel: margarinas, mantequillas de cacahuate, grasas para pastelería y cigarrillos.

EL DESCONOCIMIENTO NUTRICIONAL Y ALIMENTARIO SUCEDE POR:

Ignorancia Alimentaria

Las ideas antiguas de comer tres veces al día.

Leche, carne y huevos.

Pan, queso y agua, gaseosas o vino.

En este esquema estaba basada la pirámide de la nutrición de nuestros antepasados y con esto crecimos, lo real es que las reglas del juego han cambiado y debemos aprender a variar, a combinar y a suplementar.

Ignorancia Nutricional

La eterna cadena alimenticia, comer como lo hacían nuestros ancestros, surgen los comentarios: "no guisas como mi madre". Lo delicado del tema es que la cosecha que se recolecta ya no es la misma, los recursos ya no son los mismos, ni los ingredientes tampoco.

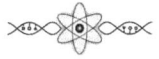

MALNUTRICIÓN Y OBESIDAD

La exposición persistente al estrés altera la respuesta del cerebro a los alimentos en formas que predisponen a **malos hábitos alimenticios**, que, al mantenerse, aumentan el riesgo de obesidad.

Extracto del libro "La Nueva Super nutrición", del Dr. Richard Passwater, Director del Centro de Investigación Nutricional de Solgar, en el Reino Unido.

Las espinacas pueden perder la mitad de su contenido en vitamina C cuando se conservan a temperatura ambiente durante tres días.

La lechuga pierde la cuarte parte de sus vitaminas A y C a los pocos días, a pesar de estar correctamente refrigerada.

Las patatas precocinadas prácticamente carecen de vitamina C, a diferencia de las patatas frescas, que contienen una cantidad apreciable de esta vitamina.

El zumo de naranja recién exprimido puede perder hasta el 2% de su contenido en vitamina C cada día que permanezca en el frigorífico.

Los alimentos frescos cocinados pueden perder hasta el 56% de sus nutrientes durante el proceso de elaboración.

Los alimentos enlatados pierden el 30% de sus nutrientes en el proceso de hervido, el 25% durante la esterilización, el 27% cuando pierden su jugo y el 12% en el recalentado.

Los alimentos congelados pierden el 25% de sus nutrientes en el proceso de hervido, el 25% durante la congelación, el 15% en la descongelación y el 24 % durante su elaboración.

Se queda la proteína, la grasa y los carbohidratos y se pierden las vitaminas, oligoelementos, ácidos grasos esenciales.

IGNORANCIA FAMILIAR

La mala administración de los recursos alimenticios.

Dar a nuestros hijos "cualquier cosa" en lugar de comida.

A pesar de los llamamientos para que sigamos una dieta sana, la comida rápida está ganando terreno.

¿Genera la comida rápida la misma adicción que las drogas?

Mencionaré por lo menos cuatro hechos alarmantes, las compañías adoptan medidas de forma intencionada para convertir en adictos a sus consumidores.

1.-Los Vendedores De Comida Rápida Actúan Conscientemente Como Vendedores De Drogas.

Las etiquetas y sus valores reales ocultos:

Promedio Global Calorías/ 100gr.

A mayores calorías hay más publicidad oculta y a menor publicidad como en el caso de las frutas, verduras y agua, no hay publicidad.

La comida puede ser adictiva:

El Dr. David Ludwig, reporta que la actividad cerebral después de comer alimentos muy procesados es similar a la de los consumidores de heroína, por su difícil transformación metabólica, sus conservantes y su ataque a la microbiota de la conexión intestino-cerebro.

El abuso de alimentos con un alto contenido glucémico, como pan y papas fritas, puede provocar un exceso de hambre y estimular al cerebro a antojos y a la gratificación por su efecto bloqueador de la LEPTINA (hormona reguladora del apetito, que se ha puesto de moda, y hay quien ve en ella la panacea para

acabar con el sobrepeso y la obesidad. Que no te engañen, porque no hay nada demostrado).

El 20% de los "FANS" de la Coca-Cola consumen el 80% de toda la producción, dice Michael Moss en su libro "Azúcar, sal y grasa":

"Cómo nos enganchan los gigantes de la alimentación".

El objetivo es hacer a sus clientes más fieles, y adictos.

Así ellos van a requerir cantidades cada vez mayores.

Efecto engañoso en su etiqueta con extensiones de marca con diferente nombre (Coca Zero).

Un ejemplo es en España donde se venden 25 millones de Coca-Colas al día.

Eso es más de 9.000 millones al año y más de un millón cada hora.

De hecho, cada minuto hay 18 personas que beben Coca-Cola.

Además, Coca-Cola llega a 43 millones de personas, el 97% de la población.

¡ALARMANTE!

Pero cierto, cada vez hay mayor producción de ingesta de productos innecesarios, que solo crea una nueva cadena alimenticia en donde se benefician industrias capitalistas y dañan a los pequeños productores y recolectores orgánicos.

Dr. Joel Rugerio

2.-La Mayoría De La Comida "Sana", No Lo Es Tanto.

Las compañías fabricantes de alimentos, añaden azúcar en sus diferentes formas a casi todos los productos, desde el yogur hasta el pan de trigo. Se les añade industrialmente más azúcar para realzar el sabor dulce, y crear la adicción.

3. Los Fabricantes Invierten Dinero En Convencer a las personas De Que La Adicción No Existe.

La adicción produce miles de millones de dólares para los fabricantes. La estrategia es demostrar que las numerosas investigaciones en esta área no son nada más que ficción.

El modelo de negocio también incluye un presupuesto en publicidad.

Las principales compañías de bebidas y alimentos <u>están presentes en todos los eventos, torneos deportivos, momentos de todos los seres humanos.</u>

Por lo tanto, van a hacer todo lo posible para garantizar que la obesidad se extienda por todo el mundo, distorsionando la información y publicitando sus productos globalmente.

4.-Es casi imposible superar la adicción.

Salir del círculo de la adicción es casi imposible, afirman los científicos. Los amantes de las hamburguesas desarrollan resistencia a la hormona leptina que controla el apetito.

El consumo de comida rápida puede convertirse en un problema difícil en el campo médico, similar a la adicción a las drogas, es un cuadro igual al síndrome de abstinencia.

Un tema de reflexión sobre nuestra ignorancia alimenticia.

Los lácteos: cada día hay más población y más leche industrializada, leche de vacas cuyo producto es de origen incierto, cuyo control es difícil de saber, al grado que salen al mercado leches "vitaminadas" y con muchas variedades en su composición.

Conviene reflexionar sobre que hay mucha población para la cantidad de "vacas", y lo más delicado es el control de este tipo de productos, que no hacen ni siquiera NATA, como sucedía con la leche de origen vacuno, en el pasado.

Alimentación consciente: es saber valorar el origen de muchas cosas que ingerimos, las semillas, las carnes, los pescados, los huevos, cada uno lleva demasiada modificación o "transgénicos", esto ha dado como consecuencia enfermedades de intolerancia alimentaria.

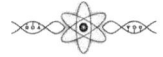

Gracias por tu tiempo en reflexionar con estos temas.

El código de la ignorancia en nutrición y alimentación

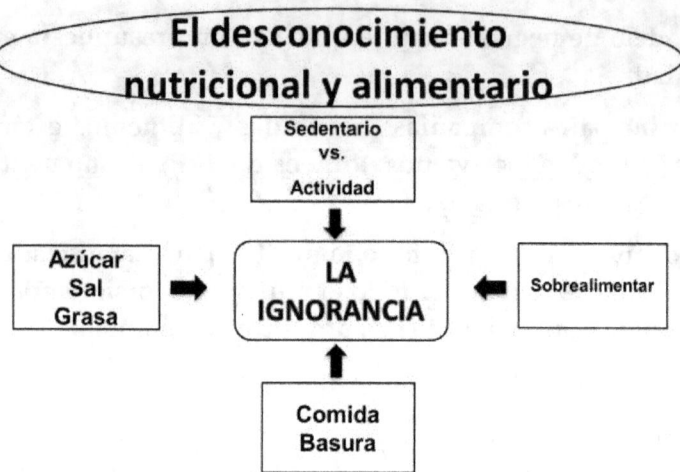

¿CÓMO DESMAQUILLAR UN GEN?

Cuando has padecido alteraciones inexplicables, la información es necesaria.

Los códigos de limpieza están basados en la conciencia de 4 pilares fundamentales:

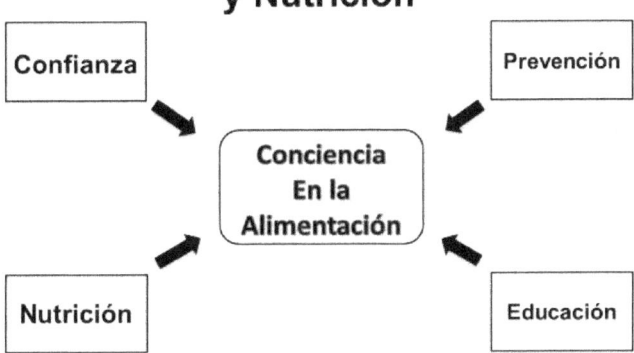

1. **Prevención**: debemos saber mínimamente las claves de sentido común para comer mejor y nutrirnos de manera más adecuada.

2. **Educación**: consiste en saber distinguir entre lo que necesitamos y que no es necesariamente lo que nos agrada.

Saber nuestro biorritmo de comida, descanso y actividad en equilibrio.

3. **Nutrición:** un equilibrio inteligente entre los **MICRO-NUTRIENTES, LOS MACRONUTRIENTES BALANCEÁNDOLOS CON AGUA, FIBRA Y FITONUTRIENTES.**

Saber Balancear y equilibrar las cantidades de los nutrientes.

40% de Carbohidratos: deben ser ricos en fibra por lo menos un 25%.

30% de Proteínas: de tipo animal y vegetal.

30% de Grasas: libres de saturación y consumir alimentos ricos en ácidos grasos Omega 3.

Suplementos Nutricionales de calidad, ricos en vitaminas, minerales y ácidos grasos.

Estilo de vida bien equilibrado con BUENA HIDRATACIÓN, EJERCICIO Y DESCANSO.

4. **Confianza:** Sin ser profesionales de la salud, simplemente usando nuestro sentido común, aprendiendo a reconocer nuestras necesidades de ingesta, valorando la calidad y cantidad de alimentación, desde la comodidad de casa se puede adquirir una báscula para saber el peso que tenemos y nuestra estatura, y el tipo de composición corporal, así podríamos tener una idea de lo que debemos ir ajustando en nuestra diaria alimentación.

Conozcamos el código de la nutrición

CÓDIGO DE LA NUTRICIÓN

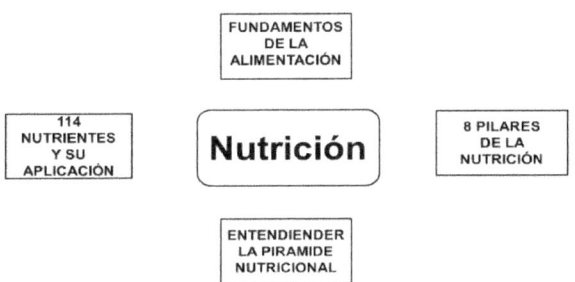

Es obvio que un hombre requiere más cantidad de calorías que una mujer, hay muchas ideas al respecto, como, por ejemplo, las dietas según el tipo de sangre. En mi experiencia he ayudado a muchos pacientes en solo ajustar la ingesta de harinas y azúcares.

Finalmente, lo que nunca falla es mirarse al espejo y ahí sin ropa se verán los tejidos grasos, los órganos con sobrecarga grasa y la ropa cuando las tallas no se acomodan a nuestra cintura, entonces es el momento en donde hay que hacer ajustes.

He basado mi conocimiento y experiencia en pilares fundamentales para la salud, el bienestar basado en la interacción nutricional.

LOS 8 PILARES DE LA NUTRICIÓN

Durante muchos años de mi vida profesional he visto cambios espectaculares con esta información.

Pilares de la Nutrición

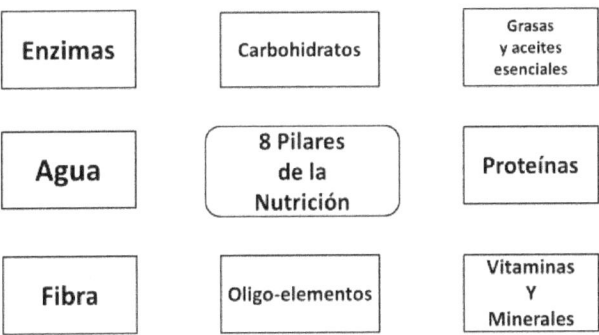

Se debe conocer:

La diferencia entre alimentarse y nutrirse, basada en las necesidades de una diaria nutrición correcta.

Calidad: es muy importante distinguir la diferencia entre las harinas refinadas y las harinas que provienen de otro tipo de ingredientes ajenos al trigo.

Cantidad: cada organismo requiere distinta cantidad para satisfacer sus necesidades, de ahí la importancia saber elegir cuánto es suficiente. Azúcar refinado, harinas y gaseosas, cuanto más lejos mejor.

Frecuencia de alimentos: mucho se hablaba de que era necesario un mínimo de tres comidas al día, en la actualidad se dice que deben ser cinco veces al día de forma ajustada, variadas y ricas en proteína, pobres en hidratos de carbono y con grasas adecuadas al equilibrio neuroquímico.

Biotipos de alimentos: esta es una de mis materias favoritas ya que la naturaleza dotó a cada organismo de acuerdo con sus necesidades, y su código bioenergético, sea por su tipo de sangre o por su adaptabilidad digestiva.

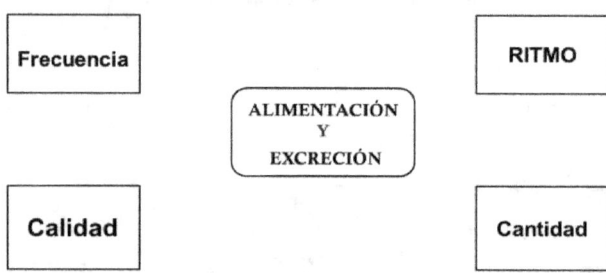

Mecánica del metabolismo Nutricional

SABER AJUSTAR LOS NUTRIENTES EN LA ALIMENTACIÓN DIARIA.

Se deben saber reconocer y combinar los buenos nutrientes por:

- Su sabor delicioso.
- Color agradable.
- Alto valor nutricional.
- Fácil digestión.

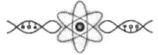

¿PARA QUÉ DEBEMOS CONOCER NUESTRAS NECESIDADES NUTRICIONALES?

Para mantener nuestro peso corporal ideal.

Para ayudar a la salud mental y tener unos huesos saludables.

Para mantener correctos niveles de grasa y azúcar en sangre funcionando adecuadamente y por lo consiguiente una tensión arterial correcta.

Nuestro Organismo es una constante de cambios fisiológicos, para tener equilibrio correcto en:

- **Células**
- **Tejidos**
- **Órganos**
- **Huesos, músculos y articulaciones**
- **Corazón, vasos sanguíneos y sangre**
- **Aparato genitourinario**
- **Aparato digestivo**
- **Pulmones**
- **Piel**
- **Sistema nervioso**
- **Sistema inmunológico**
- **Sistema endocrino: Hormonas y Metabolismo**
- **Cambios en el sueño**

Por todo esto te comparto mi concepto de nutrición:

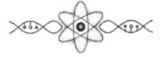

"LA NUTRICIÓN:

ES UN EQULIBRIO DINÁMICO"

Dr. Joel Rugerio Cano

LIMPIANDO LA MENTIRA CELULAR

Este mecanismo de limpieza generacional da como resultado final; la paz y la misericordia equilibradas, tanto en el individuo como en sus enlaces directos que son sus hijos y sus padres, esto es la recuperación cuántica de la información.

Información es:

In: dentro de.

Forma: cuerpo-mente.

Acción: actos reflejos que han condicionado al individuo en su contacto directo con su Luz Prístina.

Limpiar los códigos genéticos sin la debida transformación personal es una fina anestesia para el inconsciente, pero no para los genes.

Por este motivo es necesario hacer un ajuste de físico, mental y bioenergético.

AJUSTE FÍSICO DE LIMPIEZA DEL MAQUILLAJE GENÉTICO

- Actividad y estilo de vida saludable, tema ya mencionado.
- Comida sana, balanceada y digerible, tema ya comentado.
- La Salud Intestinal y sus bases para la limpieza, son 4 diferentes aspectos.
- Desintoxicar: Cambio de Hábitos Tóxicos (tabaco, alcohol, comida basura, etc.).

Limpieza y Drenaje:

Fibra soluble que la encontramos en:

- Legumbres
- Cereales (avena y cebada)
- Frutas
- Manzana (Intestino)
- Avena (Bajar Colesterol)
- Maíz (Alimentación)
- Aloe (metabolismo y equilibrio de la flora)

EFSA (Autoridad para la Seguridad Alimentaria Europea) ha informado de la necesidad de ingerir "25g. de fibra al día", esto contribuye a la digestión.

Mantener los intestinos limpios:

Porque así mantendremos la absorción de glucosa, reduciremos los niveles sanguíneos de colesterol y produciremos una buena fermentación por las bacterias propias del intestino, sin tener un efecto laxante.

Educar: desde pequeños aprender una rutina de obtener un equilibrio entre los alimentos ingeridos y los desechados. Es muy importante educar al intestino en la liberación de desechos mínimo dos veces al día.

Ajuste bioenergético:

En la liberación y limpieza genética tenemos un proceso muy delicado que corresponde a la ingeniería genética; o bien, buscar apoyo en sistemas de Biocomunicación instrumental (hablaremos de este tema en el capítulo 6 **RECONEXIÓN**), además de tener nuestra conciencia con un amplio sentido de humildad y equilibrio.

Si como terapeutas o pacientes, cansados de la búsqueda sin respuesta por alguna rara enfermedad, nos atrevemos a una profunda introspección podremos acceder al campo de biofrecuencias apoyados por una inteligencia superior que trabaja en otros planos y dimensiones, en donde solo se llega a través de un fino proceso de cambio y toma de conciencia personal.

<u>Se debe estar apoyado con un proceso continuado para depurar la información y la limpieza del carácter, liberando así el enfrentamiento genético.</u>

Esto solo se logra descubriendo la información dañada tanto en la genética individual como del entorno, no es difícil si se sabe cómo hacerlo.

Lo primero que se debe hacer es aprender a procesar la información deteriorada que será la recuperación de la dignidad en la sangre y en la genética, es decir las cosas que sabemos de nuestros familiares e indagar cosas que nos acerquen a depurar el pasado de la memoria genética.

MIS BASES DE LA RECTIFICACIÓN CUÁNTICA

La siguiente explicación lleva como finalidad valores del bio-campo eléctrico, y aprender como hay mucha relación entre mente, cuerpo y bioelectricidad.

Además de esta relación podrás ver la parte metafísica y como un sistema, por lo que yo le llamo medicina del comportamiento.

Ahora empezaré a mostrarte mi investigación cuántica, con neurobiología y metafísica.

"Ninguno de estos conceptos sustituye al médico, ni a la medicina, mucho menos sustituyen a la medicación"

Salud: Obra Divinamente natural que resulta de estar en armonía perfecta en pensamientos, sentimientos y actos; lo contrario es antinatural y se llama enfermedad.

Enfermo: Quien rompe o desajusta su armonía.

Enfermedad: nombre que se le da al miedo irracional, codificado o no en el inconsciente que expresa solo la punta de la pirámide invertida, oculta en profundidades del inconsciente produciendo el estar mal, o malestar.

- Conducta
- Emoción (tendencias y frustraciones)
- Actitud (herencia, efecto espejo y reflejo social)
- Aptitud: capacidad de hacer
- Conocimiento y Experiencia
- Mente y Espíritu
- Célula y su Nutrición
- Enzimas y Hormonas

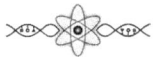

- Inmunidad y Nutrientes
- Mente, Mentalidad, Emoción y Acción.
- Tiempo
- Espacio
- Forma
- Sub-espacio
- Programas
- Meta-programas
- Códigos de Referencia
- Análisis
- Metaanálisis
- Microcircuitos
- Testar y Rectificar
- Seguimiento y evolución sistémica
- Frecuencia, voltaje, amperaje, resistencia y sus cambios bioeléctricos

Ajustando energías:

Con el fin de reconducir el terreno bioenergético para generar bienestar, en las áreas física y mental, y como consecuencia estar en paz ya que esto fortalece el alma.

- Reconducir
- Alinear
- Dirigir
- Dispersar
- Tonificar
- Sedar
- Drenar

- Atrapar
- Liberar energía enganchada ("pegote")
- Fluir
- Energizar
- Liberar
- Atrapar
- Guiar la energía
- Armonizar los circuitos

CONTRIBUCIÓN A LA VIDA POR MI ENTREGA ESPIRITUAL

Te daré mi sentido de **"La Parábola del Sembrador" San Mateo 13: 3-9,** desde la Metafísica Cuántica:

Comenzaré por mostrarte el mejor de los legados de Jesús, la Mente, Maestra en la Biblia.

1. **Salió una vez cierto sembrador a sembrar.**

   Cierto día salió un maestro a enseñar las verdades del ser, de la vida y de sí mismo.

   Aquí aprenderemos lo que sucede cuando se te demuestra la verdad y se te enseña el camino más fácil para que dejes ese letargo espiritual y rompas el engaño de la vida interior.

   El momento cuántico en el que un mentor se acerca para despertar tu conciencia y mostrarte en dónde estás y a dónde puedes llegar, entre lo que eres y la persona en la que te puedes convertir.

2. **Al esparcir los granos, algunos cayeron cerca del camino; vinieron las aves del cielo y se los comieron.**

   Y al desglosar un conocimiento para enseñarte, muchos conceptos de las verdades enseñadas, sucedió que la información llegó a oídos ignorantes, por no tener el entendimiento claro de lo que se ha dicho.

   Llegan otros más ignorantes de lo que tu maestro te ha mostrado y con su intelecto confrontan los conceptos profundos de la vida desde su punto de vista y logran convencerte de que su intelecto no demostrado con las verdades profundas, es más potente que la luz de la verdad que se te ha dado.

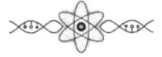

Y ¿Qué sucede?

Que la Verdad que se te ha demostrado, no la aceptas, no la compruebas y la Verdad como Verdad en ti se pierde.

Como muchas veces sucede, que está ante tus ojos la luz de la verdad y el mapa del camino y tus temores e ignorancia no te permiten ver el camino.

Mi experiencia te dice: **"Huye de los ladrones de sueños"** de los que te apartan de la fe en tu pensamiento correcto.

Aléjate de los que roban tus ilusiones, recuerda del que te da un consejo debe demostrar por sus hechos, que su palabra es real.

Está escrito: **"Por sus frutos los conoceréis"**

3. **Otros cayeron en pedregales, donde había poca tierra, y luego brotaron, porque no había profundidad.**

   Una parte cayo en oídos de simples creyentes ciegos, que muy emocionados y sin entendimiento de las verdades profundas, solo aceptaron lo que creyeron entender para aplicar la enseñanza parcialmente y sin razonar las enseñanzas.

   Rápidamente y sin practicar lo aprendido, solo se pusieron a dar brincos como monos y parlotear como guacamayas, moviéndose por fe ciega sin demostración y sin criterio, confiaron en una enseñanza sin fundamento.

4. **Más nacido el sol se quemaron y se secaron, porque no tenían raíces.**

   Y al no tener bases sólidas y no haber desarrollado entendimiento, no hubo resultados, solo frustración o si algún avance hubo tardó demasiado tiempo, y los pocos resultados solo fueron logros emocionales y al poco tiempo se perdieron, porque se volvió a cambiar un criterio, por otro sin fundamento.

   ¿Qué sucedió?

El fracaso inminente, por la sencilla razón de hacer cambios en muchas cosas sin haberlas comprobado.

El dolor de haber perdido tiempo y dinero.

El remordimiento de haber perdido tu propio criterio y confianza en ti mismo por someter tu voluntad a un conocimiento no demostrable.

5. **Otros cayeron entre espinas y crecieron las espinas y los sofocaron.**

Y otra parte de las enseñanzas cayó sobre oídos de aquellos cuyas mentes estaban llenas de las clásicas preocupaciones del mundo, de sus deudas, de sus compromisos y de sus deseos de acumular riquezas a costa de sus valores.

El pensamiento material asfixia, sofoca y logra que el entendimiento de los hechos de la vida metafísica no se comprenda porque no se sabe encontrar sus beneficios.

Recordar claramente lo que está escrito: "No se puede servir a dos señores, porque se apreciará más a uno que al otro", esto quiere decir que la comprensión de verdades profundas que producen estar en paz carece de valor, cuando estás demasiado preocupado por tener que resolver tu paz y armonía interior sin recursos del alma.

6. **Otros al fin, cayeron en buena tierra, y dieron fruto, donde ciento por uno, donde sesenta, y donde treinta.**

En cambio, otra parte del conocimiento cayó en mentalidades abiertas, dispuestas a pensar y a razonar para aplicar lo aprendido.

Estas mentalidades honestas y sinceras aprecian el conocimiento, lo razonan con sus mentores, lo prueban, lo comprueban al punto de la demostración práctica, simplificando lo aprendido se transforman en hacedores del conocimiento, volviéndose discretos y hábiles enseñadores de las verdades prácticas.

¿Cuál es el resultado?

Que cada uno conforme a su grado de entendimiento lo aplican correctamente, unos lo aprenden al cien por ciento, otros su comprensión es al setenta por ciento y algunos al treinta por ciento. Se dedican a aplicar lo aprendido y con **lo enseñado lo demuestran y logran obtener: "La Perla de gran precio"** (la maestría de las verdades profundas del ser).

7. **El que tenga oídos para entender, entienda.**

Cualquiera que desea tener entendimiento, que abra su mente.

Que sea enseñable

Que sea honesto

Que esté dispuesto a cambiar su zona de confort, por la zona de aprendizaje de los valores metafísicos que son los únicos que van a perdurar por siempre.

Mi contribución a la vida interior es si tú lo permites poder apoyarte.

Por lo tanto, si deseas vivir en paz debes estar dispuesto a ser semilla en tierra fértil, aprende a abrir tu mente, a conectar tu cabeza con tu corazón y a permitir que la vida te coloque en el lugar de los vencedores.

Fíjate bien en donde estás en tu entendimiento de las verdades profundas de la vida y busca en tu conciencia cada día ser mejor en estas tres áreas.

- **Ser mejor persona para ti mismo.**

- **Ser mejor en tu labor respetando a los demás, tratando a las personas como te gustaría que fueras tratado.**

- **Ser mejor en tu interior por estar valorando lo que es realmente importante para tu alma.**

Todas estas áreas están al alcance de tu <u>HONESTIDAD</u>.

¿Estás dispuesto a pagar el precio de ser honesto o a seguir en tu autoengaño?

Rezar es hablar con Dios.

Orar es oír a Dios.

Meditar es la comunión con lo Divino desde tu paz interna.

Reflexiona:

Cuando ya no estés en este plano de conciencia:

¿Qué te vas a llevar a la siguiente etapa?

¿Qué legado quieres dejar?

Capítulo 3
EL HIJO PRÓDIGO

"Nadie sabe lo que tiene hasta que lo pierde"

METAFÍSICA CUÁNTICA

Dr. Joel Ariel Rugerio Cano

Bases cuánticas de la enfermedad:

El eterno viaje es siempre no lineal, con distintos disfraces, pero al fin y al cabo es siempre la misma eterna búsqueda, que es, sentirse bien.

EL HIJO PRÓDIGO (mi sentido metafísico de la salud):

Se cuenta que un joven, le pidió su herencia a su padre.

Y el padre complaciente se la dio.

El hijo fue y se la despilfarró con amigos, prostitutas y con todo en cuanto a capricho se le ocurriera.

Finalmente, cuando se acabó su herencia, curiosamente también se le acabaron sus amigos, sus fiestas y sus historias.

Entonces se acordó de aquel viejo hombre que lo amaba, lo cuidaba y lo protegía.

Tomó conciencia de arrepentimiento y decidió humildemente regresar a casa y pedir perdón.

Así lo hizo, cuando llegó con su padre, este le abrazó, llamó a sus hijos y a sus familiares y a todo el pueblo para festejar el acontecimiento.

Entonces uno de los hijos le dice al padre: nosotros te hemos sido fieles, hemos cuidado de ti y de todos tus bienes, ¿por qué festejas así a este hijo que tanto sufrimiento te ha causado?

El padre con lágrimas en los y ojos, contestó: querido hijo, este hermano tuyo estaba perdido y ahora vuelve.

La otra verdad de la historia.

¿Cómo reconocer a un hijo pródigo?

Os daré una información lógica, ética y su aplicación a la salud.

En alguna parte del diseño humano existe esta referencia a la vida. Os presentaré las claves.

Psico neurobiología del derroche.

Hijo Pródigo, de padre que ha propiciado este tipo de carácter o individuo que hábilmente encuentra el terreno fértil para sus caprichos.

Padres desconfiados, temerosos de que el hijo tenga lo que él no tuvo.

Hijos o individuos hábiles que saben utilizar la confianza para posteriormente liberar sus perversiones y bajos instintos.

Así que detrás de una actitud genética de ser derrochador de bienes hay un ambiente propicio.

El hijo pródigo es un ser inteligente, con una memoria estupenda, tanto que su experiencia dolorosa y su conversión, pueden aportar beneficios y enriquecer con conocimiento y experiencia a la comunidad.

Su único enemigo será su inconsciente que la hará malas jugadas, si no está atento a su responsabilidad, porque es presa fácil y magnética de gente perversa o amistades pervertidas.

Así que la experiencia del pasado también le debería servir para que, en el futuro fuese un hombre sabio por haber canalizado sus conocimientos, sus experiencias y saber elegir a sus amigos, así como un mayor entendimiento para saber administrar sus recursos.

Finalmente, el padre también habrá obtenido madurez y administración, sabia de recursos y la sabiduría para amar a su hijo desde la conciencia, permitiéndole desarrollarse y evolucionar a pesar de los aprendizajes o ganancias secundarias.

La aplicación de la historia a la salud.

Nuestro organismo es un sistema multifuncional con dos formas esenciales para accionar:

Una forma es automática y la otra forma la tiene que hacer por medio de otros elementos, desde los nutricionales hasta los emocionales.

Nosotros somos el padre del cuerpo y nuestra responsabilidad es su cuidado en calidad o su complacencia y perdición.

La salud es un gran recurso que derrochamos pródigamente con una sobrecarga de estímulos a los sentidos, pero no a las necesidades básicas primarias.

Cada así llamada "necesidad", la cubrimos con emociones mal sanas, con exageraciones, que sin vigilancia se convierten en hábitos.

Y una vez instalados los hábitos su salida es dolorosa, porque la rectificación cuesta mucho soltarla ya que está alojada en el inconsciente.

Así nuestro hijo, es decir, nuestra salud se pervierte por la búsqueda sin sentido de lo cómodo: comidas rápidas, nutrición mal balanceada, descanso inapropiado y sobresaturación de los sentidos.

Lo curioso es que este hijo da avisos de que se puede ir de casa, de que nos podemos enfermar si no vigilamos lo que hacemos o lo que comemos.

Sus avisos son síntomas claves de un proceso alterado del cuerpo, el cual, no escuchamos, ni atendemos, solo queremos calmarlo, sin analizar por qué se dio este síntoma o alerta para poder realizar el cambio.

Y si la salud (alejarse de casa), el hijo se retiró a gastar sus recursos e invertir su tiempo en emociones inadecuadas para su evolución, pero ¿qué lo hizo alejarse, de su bienestar? Y ¿qué hacer para que eso no se vuelva a presentar?

Esto significa: que tenemos que plantearnos lo que comemos y si sabemos elegir lo que es necesario y suficiente para el trabajo que desarrolla nuestro cuerpo.

El organismo, acepta una información alimentaria errónea basada en modas o prototipos con los que decide interactuar, teniendo como resultado alejarse de casa (la salud).

El bienestar se desajusta, por la ingesta innecesaria de alimentos que no son adecuados para el equilibrio del organismo, rompiendo la balanza de equilibrio entre lo que ingresa y lo que expulsa, al no hacerlo, el cuerpo empieza buscando cabida en otros sistemas, fundiéndose de forma pervertida en la sangre corrompiendo el metabolismo.

Después ahí llega hasta sitios insospechados, en donde basta una alteración que lo despierte, desencadenando sus consecuencias, en síntomas que solo son la punta del iceberg.

Su campo de perversión es, además de la sangre, la linfa y otros órganos receptores: el hígado, los riñones e intestinos en sus últimas porciones, en donde se fusiona fácilmente con la flora perversa "normal" (Microbioma) para tomar fuerza y lograr su mimetismo y su morada.

Hasta que no se tomen medidas e información adecuadas para que se logren cambios de conducta y actitudes, todas ellas ecológicamente balanceadas y sin caer en extremos, será como fácilmente se podrá depurar el organismo en procesos naturales, a través de ejercicio, descanso sano, diversión sana y relaciones sanas.

Finalmente, esto hará, que, de una naturaleza limpia, el hijo pródigo (cuerpo enfermo) regrese a casa, en donde, el padre amoroso que ya ha aprendido su lección y sufrido los desajustes de la información dolorosa de este hijo (cuerpo enfermo) sea el motivo de cambiar, hacer un banquete de bienvenida y mantenerse en el cambio, tanto de funciones como de actitudes.

Entonces uno de los hijos le dice al padre: nosotros te hemos sido fieles, hemos cuidado de ti y de los bienes.

Esta alegoría se refiere a los órganos (cerebro, corazón, hígado, riñones, hormonas, neurotransmisores) que son fieles a pesar de la mala información nutricional, esperando y soportando hasta las últimas consecuencias.

¿Por qué festejas así a este hijo que tanto sufrimiento te ha causado?

Se le festeja simplemente por la experiencia del cambio en hábitos que, sumados a la nueva información correcta de nutrición balanceada, descanso adecuado y actividad física necesaria, la ingesta estará balanceada con las excreciones adecuadas a la naturaleza del "Hijo Pródigo" (la salud desperdiciada).

Capítulo 4

LA RESILIENCIA

"Un sentido mental calmado, pacífico y armonioso
es como la lluvia tibia para un
capullo de rosa"

William Walter

En memoria de un día 22 de agosto del año 2015.

Estaba invitado a dar una charla de nutrición en un evento de cuatrocientas personas, me había preparado para dar lo mejor de mí, cuando de repente un sonido de mensaje en mi teléfono móvil, me avisa un hermano mío, **el fallecimiento de mi padre…**

En esos momentos…

¿Cuál sería tu reacción?

¿Irías a dar tu charla que estaba ya pactada con meses de anticipación, o irías de Barcelona a México?

Mi reacción fue hacer las dos cosas, buscar un vuelo a mi país, solo que era fin de semana y no había vuelos de último minuto, porque lo mínimo que hacían era de 36 horas con varios transbordos.

Y pensé……

¿Qué haría mi padre en una circunstancia similar?

Sentí su consejo:

Terminar con la frente en alto haciendo mi labor, demostrando con llanto contenido y una sonrisa amable de **"LOS RUGERIO"**.

Así lo hice, di lo mejor de mí y marché a la mayor brevedad posible para estar con mi familia en esos momentos de dolor y ser el fuerte soporte de todos.

Mi deseo al escribir esta trilogía es llegar a este **punto de cambio.**

"La Resiliencia", en este tercer Bestseller, es mi esencia transformada por los resultados que deseo y espero que sean para tu vida, una fragancia de inspiración con toque cuántico para tus logros.

La resiliencia en mi vida es lo que me ha dado "la garra" cuando he estado lastimado, cuando desde niño nadie creía en mí, cuando de adolescente no podía estudiar y terminé una carrera, cuando en mi vida adulta llegué a ser guía y apoyo de muchos que esperaban algo de mí, estas letras son gotas de llanto de mi alma fortalecida para que tu corazón se abra y vea que no importan tus orígenes.

En mi noche más oscura, en mi cárcel más helada.

Tú querida amiga llamada "Resiliencia", has secado mis lágrimas me has dado las fuerzas para que nuevamente me ponga en pie y vuelva a comenzar.

Bendita conexión en mi soledad, porque cuando he querido tocar el alma de muchos líderes de opinión, ante la dureza de su corazón, tú mi dulce compañía has hecho de mí el ser más humilde y amoroso.

Gracias porque he aprendido que todas son memorias mías y lo que me sucede es consecuencia de mis maestros de paciencia para perdonar mi infancia o la inmadurez de las personas con las que me he rodeado.

Viajaremos al interior de la Resiliencia:

Definición, enfoque y acciones.

COMPONENTES DE LA RESILIENCIA

La capacidad de sobreponerse ante los factores adversos.

La capacidad de cambio para trascender del dolor en el modelo de riesgo y daño, para tener un gran modelo de desafío y fortaleza, despertando así el poder interno de la Resiliencia.

Características de las personas Resilientes:

Buen manejo del estrés ante el alto nivel de competencia, toman una gran Actitud Positiva, tienen buen estilo para enfrentar las adversidades porque tienen la Autoestima alta, complementado con un profundo sentimiento de esperanza y gracias a tener autonomía propia, logran motivación hacia las metas.

- Manejo del estrés
- Alto nivel de competencia
- Actitud positiva
- Buen estilo ante las adversidades
- Sentimiento de esperanza
- Autonomía e independencia, motivación hacia las metas

PILARES DE LA RESILIENCIA:

AUTOCONOCIMIENTO:

- Iniciativa
- Independencia
- Creatividad
- Interacción
- Moralidad y pensamiento crítico
- Sentido del humor

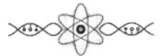

VIAJAREMOS AL INTERIOR DE LA RESILIENCIA

- A. Definición
- B. Enfoque
- C. Acción
- D. Resiliencia Cuántica: Investigación de Dr. Joel Rugerio

Introducción:

Entender la Resiliencia como un estado de energía bloqueada producto de la suma de información multifactorial, en donde se ponen en juego, medio ambiente, sociedad, familia, raza, religión y cultura.

Este tema me encanta porque cuánticamente es saber hacer de los dolores de la diversidad, herramientas de poder en el presente, para soltar apegos del pasado y lograr fortalezas en el futuro.

Los diferentes medios de información, comunicación y divulgación también se hacen eco de este concepto:

"Tenemos que ser resilientes" ... pero:

¿Esto qué significa?

¿Cómo hago para ser más resiliente?

A. DEFINICIÓN Y DIVERSOS PUNTOS DE VISTA PARA COMPRENDER MEJOR EL TEMA.

La resiliencia es una capacidad que nos orienta al futuro, a la esperanza y a la fuerza. Pero ante todo nos orienta hacia la acción. La resiliencia puede ser aprendida, no es un rasgo de personalidad que se presente en algunas personas y en otras no.

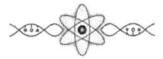

Definiciones: Resilient (inglés): elasticidad, Résilience (francés), Resiliencia (español).

Con esta capacidad podrás sobreponerte ante cualquier dificultad u obstáculo que se te presente en la vida sin ser debilitado por ello, sino al contrario, podrás ser fortalecido por ello.

He investigado diversos artículos sobre este término, cada uno con un enfoque:

Existe el antecedente de un artículo publicado en **1942**, en la revista The American Journal of phychiatric por Mildred C. Scoville relata la asombrosa "**resistencia**" que los niños de la guerra presentaban ante situaciones peligrosas para sus vidas.

Años más tarde, el término resiliencia se retoma en 60's – 60's, Emmy Werner y Ruth Smith hicieron un estudio en Hawái siguiendo el desarrollo de hijos nativos, quienes vivían en extrema pobreza. Y presentaron los resultados de esta investigación en 1992.

– 80's Michael Rutter et al., mencionan características del individuo y condiciones de su ambiente que permiten a los seres humanos afrontar y superar los problemas y adversidades.

Encontré algunas similitudes en mi trabajo de Tesis profesional de niños con el "síndrome hipercinético" en 1982, encontré esta patología, pero sin definirla como tal.

Investigaciones sobre resiliencia refieren a estudios internacionales transculturales de desarrollo y vida media, sobre niños y niñas que nacieron en familias de alto riesgo, en donde los padres eran enfermos mentales, alcohólicos, abusivos o delincuentes, en comunidades de extrema pobreza o en zonas de guerra.

Mi experiencia me enseñó que esta enfermedad es una línea invisible que marca el destino de muchos adultos que en su vida no resolvieron las dificultades de la vida y se convirtieron en adultos problemáticos.

Los estudios sobre resiliencia sugieren que la naturaleza nos ha dotado de mecanismos protectores poderosos para desarrollarnos (Maston, 1994), que trascienden las fronteras geográficas, étnicas, sociales e históricas (Werner & Smith, 1992).

Estos antecedentes son importantes, porque están orientados

a nuestra condición humana y responden a esas necesidades básicas de afecto, relación, respeto, retos y estructuras, así como para participar de una manera significativa, para experimentar el sentido de pertenencia y poder y por último, comprender el significado de la vida.

El medio ambiente y su importancia:

Estudios identifican características del individuo y del medio resiliente.

Es muy importante cultivar la habilidad para resurgir de la adversidad, adaptarse, recuperarse y acceder a una vida significativa y productiva (Institute on Child Resilience and Family, 1994).

Todo ser humano tiene la capacidad del ser humano, de hacer frente a las adversidades de la vida, superarlas e inclusive, ser transformado por ellas.

La resiliencia es parte del proceso evolutivo y debe ser promovida desde la niñez (Edith Henderson Grotberg, 1995).

En cada momento hay una fuerza interior que nos da la capacidad de proteger la propia integridad bajo presión, más allá de esta resistencia, la capacidad para forjar un comportamiento vital positivo pese a las circunstancias difíciles (Stefan Vanistendael, 1994).

Todo ser humano posee la capacidad de desarrollarse bien, de crecer a través de grandes problemas o en circunstancias muy difíciles.

Pero remarcando que:

- No se niega la existencia de los problemas.
- No se vive en un mundo de ilusiones.
- Se pone en juego toda la capacidad positiva del ser humano (Stefan Vanistendael).

La resiliencia no debe ser concebida como algo innato o adquirido en el desarrollo, sino que se trataría de un proceso que caracteriza a un complejo sistema social, en un determinado momento del tiempo (Michael Rutter, 1992).

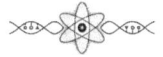

Historia de adaptaciones exitosas en el individuo que se ha visto expuesto a factores biológicos de riesgo o eventos de vida estresantes; además, implica la expectativa de continuar con una baja susceptibilidad a futuros estresores (Luthar y Zingler, 1991).

Proceso dinámico que tiene por resultado la adaptación positiva en contexto de gran adversidad (Luthar y Cols).

Capacidad del ser humano para reponerse de un trauma sin quedar marcado de por vida, ser feliz (Boris Cyrulnik).

Combinación de factores que permiten a un niño, a un ser humano, afrontar y superar los problemas y adversidades de la vida y construir sobre ellos (Suarez-Ojeda, 1996).

Concepto genérico que se refiere a una amplia gama de factores de riesgo y los resultados de competencia. Puede ser producto de una conjunción entre los factores ambientales, el temperamento y un tipo de habilidad cognitiva que tienen algunos niños aun cuando sean muy pequeños (Osborn, 1993).

Capacidad de seres humanos que aun sometidos a los efectos de una adversidad, logran superar e incluso salir fortalecidos de la situación (Aldo Melillo).

Enfrentamiento efectivo ante eventos y circunstancias de la vida severamente estresantes y acumulativos (Lösel, Blieneser & Köferl).

Evolución de hechos traumáticos posterior, satisfactoria y aceptable, Resistencia y Capacidad resolutiva.

Elementos y Factores:

Factores de protección, riesgo.

Tipos de Adversidad Mundo, Cuerpo, Vínculos Externos.

- Divorcio, violencia familiar, personales.
- Abusos, maltrato, enfermedades, violaciones, catástrofes y enigmáticas. Delimitados, persistentes, naturales, accidentes.
- Guerras, crisis.

- Pobreza, indigencia, economía, desocupaciones, analfabetismo severo y terrorismo, campos de concentración, exclusión, discapacidades.

¿Qué Dice La Neurociencia Acerca De La Resiliencia?

Desde el punto de vista de la Neurociencia se considera que las personas más resilientes tienen mayor equilibrio emocional frente a las situaciones de estrés, soportando mejor la presión.

Esto les permite una sensación de control frente a los acontecimientos y mayor capacidad para afrontar las situaciones difíciles y estresantes.

Algunos autores, más del ámbito biológico, incluyen en su definición de resiliencia el hecho de que esta se manifiesta también a nivel biológico, neurofisiológico y endocrino, en respuesta a los estímulos ambientales (Kotliarenco, María Angélica y Cáceres, Irma. 2011).

La investigación neurológica ha demostrado que tales evocaciones del trauma y estrés se generan con activaciones autónomas de diversas partes del cerebro, en especial las de la memoria y las de vigilancia, es decir, con **activación en diferentes áreas del cerebro tales como los núcleos de la amígdala, el lugar azul o locus cerúleo, el hipocampo, y luego el neocórtex.**

Es la dualidad mente-cuerpo, en el que ambos se retroalimentan y expresan, de una u otra forma, la respuesta del individuo en una situación estresante o de sufrimiento.

El sufrimiento psicológico, va a provocar en el sujeto modificaciones bioquímicas que son perceptibles en los análisis, principalmente **el cortisol**, está vinculado con un incremento de la vigilancia o el estado de hiper alerta, así como de la atención focal.

El exceso de cortisol implica: déficits en el desarrollo, la reproducción y en respuestas inmunes adecuadas.

Esto explicaría (al menos parcialmente) lo observado en gente sometida a estrés intenso o de larga evolución: disminución del

pensamiento asertivo, menor creatividad y proactividad, frecuencia de ideas estereotipadas (repetición de esquemas), así como disfunciones sexuales.

En síntesis: el cortisol atenta contra la resiliencia.

Por lo tanto, debemos aprender a fortalecer nuestra resiliencia que también repercute por tanto, en el estado de salud física.

Mejorar nuestro estado físico mejora nuestra resiliencia y viceversa.

Para Piaget, en la psicología es un proceso de reestructuración del conocimiento:

Este es un proceso que comienza con una estructura o una forma de pensar propia de un nivel mental diferente, capaz de sobrellevar las vicisitudes de la vida.

Podremos encontrar algún cambio externo o intrusiones en la forma ordinaria de pensar que crean conflicto y desequilibrio.

La persona tiene una actividad compensatoria en esa confusión y su nerviosismo y para resolver el conflicto lo deleita mediante su propia actividad intelectual. ¿Cuántas veces en vez de comer golosinas compramos libros o algún adorno para la casa?

Todo esto resulta una nueva forma de pensar y de estructurar las cosas, una manera que da nueva comprensión y satisfacción al sujeto.

B. ENFOQUE QUE LLEVA AL CONOCIMIENTO Y RESOLUCIÓN.

En este trabajo de enfoque debemos comprender la función del "ego".

El apego hace también un estado de placer en el dolor.

Tener capacidad de resiliencia no es algo extraordinario, se puede apreciar en gente común que demuestra una capacidad de recuperación admirable ante los golpes duros de la vida.

Ser resiliente no es sinónimo de ser una persona fría o calculadora, nada más lejos de la realidad.

Ser resiliente significa que, pese al dolor y las circunstancias adversas, una persona es capaz de seguir con su vida sin perder el control o sentirse desbordado o incluso, empezar de nuevo cuando todo ha salido mal.

No confundirse con la **resistencia** porque no es lo mismo que **resiliencia**, porque mientras la **resistencia** hace referencia a un aguante estoico y a una fortaleza algo pasiva, la **resiliencia** transciende toda esa **resistencia** y sufrimiento, lo que a priori es una desventaja, algunas personas lo transforman en habilidades sociales, en un sentido de su vida y en una inteligencia emocional mucho más desarrollada.

Como ejemplo claro de resiliencia, no queremos acabar este artículo sin nombrar al condenado más famoso del mundo: **Nelson Mandela. Su estancia de 27 años en la cárcel no le impidió ser un ejemplo de superación y lucha pacífica a su salida.**

COMPONENTES DE LA RESILIENCIA:

Como ya entendemos que estamos ante la capacidad de sobreponerse ante los factores adversos, vamos a aprender un poco más de cómo enfocar nuestro proceso de Resiliencia.

Justamente debemos generar la capacidad de cambio para trascender del dolor en el modelo de riesgo y daño, para tener un gran modelo de desafío y fortaleza, despertando así el poder interno de la Resiliencia.

Características de las personas Resilientes:

El alto nivel de competencia, toman una gran Actitud Positiva, tienen buen estilo para enfrentar las adversidades, complementado con un profundo sentimiento de esperanza. Gracias a tener autonomía propia logran motivación hacia las metas.

Debemos aprender el buen manejo del estrés ante:

- **Fortaleza ante el estrés mismo**
- **Alto nivel de competencia**
- **Actitud positiva**
- **Buen estilo ante las adversidades**

- Sentimiento de esperanza
- Autonomía e independencia, motivación hacia las metas

PILARES DE LA RESILIENCIA:

- Autoconocimiento
- Iniciativa
- Independencia
- Creatividad
- Interacción
- Moralidad y pensamiento crítico
- Sentido del humor

La resiliencia es un llamado al cambio, por lo tanto:

- No la construye el sujeto por sí solo, sino que se da en un contexto psicosocial.
- La resiliencia es encontrar un sentido a la vida en cada circunstancia y bajo cualquier presión.
- Toda situación es una oportunidad para algo, si lo sabemos ver, en lugar de quejarnos, aprender a ser fortalecidos con las circunstancias.
- **Quién dispone de un ¿para qué?, es capaz de sobrellevar casi cualquier ¿cómo?** (¡PIENSA EN ESTO! ...)
- Las situaciones límite son una oportunidad para el hombre a través de las cuales, él decide en qué tipo de persona quiere convertirse.
- **"El hombre puede ser arrebatado de todo, excepto de una cosa, la de elegir su propio camino".**

Yo soy Resiliente, por eso, este tema me encanta.

Dr. Joel Rugerio.

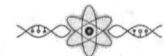

- Resiliencia es más que la aptitud de resistir a la destrucción, preservando la integridad en circunstancias difíciles; es la aptitud de reaccionar y la posibilidad de construir basándose en las fuerzas propias del ser humano.

- **No es solo sobrevivir a pesar de todo, sino que es tener la capacidad de usar la experiencia, derivada de las situaciones adversas, para proyectar el futuro.**

C. ACCIÓN:

Para ser Resiliente y lograr un estilo de vida fortalecido.

¿Cómo podríamos ser más capaces frente a la adversidad?

Reconociéndonos como seres espirituales, viviendo una experiencia humana y material.

Como he señalado anteriormente en mi primer libro, a pesar de que las experiencias antes de nacer en los "**circuitos de memoria**", así como en la edad temprana, crean los factores de personalidad que se establecen en la adolescencia, son dos guías, que van a marcar en ciertos aspectos nuestra capacidad de adaptación y resiliencia, hay cosas que podemos hacer para minimizar los factores de riesgo e incrementar los factores protectores en las situaciones de estrés y sufrimiento.

El hecho de salir fortalecidos de las situaciones adversas puede implicar que, en un futuro ante una situación, que nos despierte los mismos sentimientos de frustración, tristeza, rabia o desesperanza, podamos reaccionar de forma distinta, como, por ejemplo: escribir una historia con otro final.

Para mejorar nuestra resiliencia necesitamos conocer mínimamente alguna de nuestras debilidades para convertirlas en una fortaleza de las cualidades que, nos permitan una adaptación positiva en cualquier situación de adversidad o sufrimiento.

Probablemente tengamos más desarrolladas unas cualidades que otras, lo ideal sería equilibrar o reforzar aquellos aspectos que necesitemos sin tratar de abarcarlos todos, y lo que es muy importante, a nuestro ritmo.

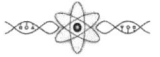

Estos cambios necesitan ser comenzados y quizás, por el primero de ellos. Conocernos un poco mejor, para saber cómo afrontamos las situaciones dolorosas o traumáticas.

Pasos a una acción correcta para tener una mentalidad poderosamente Resiliente:

1. El autoconocimiento y la autoestima de la persona resiliente.

- El autoconocimiento es un arma muy poderosa y las personas resilientes saben usarla a su favor.

- Tener adecuada información y aprender a observarnos a nosotros mismos para:

- Saber cuáles son nuestras principales fortalezas y habilidades, así como las limitaciones y debilidades, poder trazar metas más objetivas y realistas e identificar los aspectos en los que podemos mejorar, es un camino directo a fortalecer nuestra autoestima y autoconfianza.

- Además de conocernos a nosotros mismos, una persona que desea ser resiliente debe reconocer la importancia del trabajo en equipo y saber ser humilde para pedir ayuda cuando en verdad la necesita.

- El autoconocimiento nos permite mejorar la capacidad de reconocer y expresar las emociones. Sobre todo, en momentos que estemos sufriendo, esta es una buena forma de afrontar situaciones dolorosas.

- También nos permite identificar emociones de rabia o enfado que nos estén haciendo comportarnos de una forma poco inteligente y nos estén atormentando.

- Se observa que, a mayor actividad de autoconocimiento, se activa una mayor capacidad en nuestra memoria celular y actividad cerebral o Neuroplasticidad, haciendo que se aumente la resiliencia, no solo emocional, sino de las neuronas y la parte más biológica de afrontamiento del estrés.

La persona con mayores conocimientos de sí misma y de la realidad, puede procesar y elaborar más eficazmente los traumas.

2. Debemos aprender a tener más empatía, y mayor será la resiliencia.

- La empatía es la capacidad de entender al otro y ponernos en su lugar, comprender sus sentimientos, a través de comprender las situaciones como propias.

- Uno de los mejores hábitos de ser resiliente es empatizar sin enfado, esto nos permite, por ejemplo, separar pensamiento de acción, cuando nos sentimos enfadados con alguien querido.

- Cuando tenemos empatía, el flujo de dar y recibir afecto en las relaciones con los demás, es mayor, lo que incrementa nuestra red social de apoyo.

- Este es en punto muy importante para ser una persona resiliente.

3. La autonomía de la persona resiliente.

- El respeto a uno mismo y a los demás genera una real autoestima.

- La creencia de que uno puede influir a su alrededor, perdiendo el temor a que las cosas suceden por injusticia o causas ajenas a nuestro control.

- Esto va a hacer más fuerte a nuestra autoestima, nos va a movilizar hacia la resolución de conflictos que de otra forma se cronificarían en el tiempo.

4. El enfrentamiento a la adversidad con respeto sin afectarse.

- Afrontar la adversidad con humor es propio de personas resilientes.

- Aprender a ser capaces de reírnos de la adversidad y sacar una broma de las situaciones difíciles, nos ayuda a superarlas y a mantenernos fuertes, respetuosos y optimistas ante la incertidumbre.

- Esto no quiere decir que en mitad de un funeral tengamos que usar el humor de forma obligada, recordando lo bueno de la persona, sino que, una vez esa situación dolorosa ha pasado, seamos capaces de recordar momentos divertidos, que busquemos ratos felices que pasamos con él o ella o incluso nos acordemos de algo gracioso que solía decir o hacer.

- <u>Un enfoque hacia lo positivo de una situación abre caminos que antes estaban ocultos.</u>

- **<u>Evitar la queja constante.</u>**

- La creencia de que uno puede aprender con sus experiencias, sean estas positivas o negativas nos permite seguir creciendo y madurando a lo largo de la vida.

5. Conciencia del presente y optimismo.

"La mejor conciencia que podemos desarrollar está en vivir el momento presente, que es como un suspiro, una sonrisa o un decir te quiero desde el corazón"

Dr. Joel Rugerio Cano

- El ayer ya pasó, quedó solo en los circuitos de memoria, es por ello por lo que las personas más resilientes tienen el hábito de vivir en el aquí y ahora, el presente, sin que las culpas del ayer o la incertidumbre del futuro les enturbie el momento que están experimentando.

- La mentalidad positiva está en **"el Aquí y ahora"**. Disfrutando de los pequeños detalles y no pierden su capacidad para asombrarse ante la vida; de esta forma es más fácil enfocarse en los aspectos positivos que nos ofrece cualquier situación, complicada o no.

- La conciencia del presente puede resultar complicada con los ritmos de vida actuales, pero hay formas de entrenar esta conciencia del momento presente, como **el Mindfulness.**

6. Un estado de Flexibilidad combinada con perseverancia.

"Un estado de escucha con empatía hace que las relaciones sean sanas y duraderas"

- Tener en mente la existencia de un propósito significativo en la vida, es otra de las características de una persona resiliente.

- Lograr como un reconocimiento de las personas que te rodean, esto le da la fuerza interior para responsabilizarte de perseguirla, con flexibilidad y sin obstinación.

- El hecho de que las personas resilientes sean flexibles no implica que renuncien a sus metas, al contrario, si algo las distingue es su capacidad de lucha, pero cuando esta deja de tener un sentido, pueden cambiar el rumbo sin necesidad de sentirse mal por haber abandonado su objetivo inicial.

- Es muy valiosa la capacidad de escucha, para no sacar conclusiones a la ligera, de tal forma que las personas que nos rodean pueden tener información que complementa la propia y en alguna ocasión pueden servir de guía para nuestras metas o proyectos.

- Siempre crecemos en relación con los demás, el aislamiento social favorece que nuestro pensamiento pierda flexibilidad y amplitud o perspectiva, convirtiéndonos en juiciosos y mal entendidos.

- Es importante aprender a hacer realidad los deseos: **aprender a usar fuerza de voluntad y autocontrol emocional**.

7. Sociabilidad es un referente en las personas resilientes.

- Las personas con resiliencia saben convivir además de cultivar y valorar sus amistades. Generalmente se rodean de personas que mantienen una actitud positiva ante la vida. De esta forma logran crear una sólida red de apoyo que les puede sostener en los momentos más difíciles.

- La convivencia con una persona Resiliente ayuda a que cuando los demás pasan por un suceso potencialmente traumático su primer objetivo sea superarlo; son conscientes de la importancia del apoyo social y no dudan en buscar ayuda profesional cuando la necesitan.

8. Paciencia y Tolerancia ante la frustración y a la incertidumbre.

- Ante los procesos de cambio saber que no eres el ombligo del mundo, te ayuda a ubicar **"tu ego"**.

- Una de las principales fuentes de tensiones y estrés es el deseo de querer controlar todos los aspectos de nuestra vida, porque solemos tolerar mal la incertidumbre.

- Una forma inteligente de ganar seguridad en nosotros mismos y vivir con menos tensión emocional, es precisamente aprendiendo a lidiar con la incertidumbre, para que nos cause el menor malestar posible.

Ante el duelo y la pérdida debemos estar poniendo a prueba nuestra resiliencia.

D. RESILIENCIA CUÁNTICA:

Somos "Circuitos de Memoria para el Cambio", podemos ver en el momento presente "La Concepción Cuántica" para recibir el cumplimiento de "La Promesa"

Dr. Joel Rugerio Cano

Cuando tienes un estado de energía bloqueada, producto de la suma de información multifactorial en donde se ponen en juego medio ambiente, sociedad, familia, raza, religión y cultura.

Este tema me encanta porque cuánticamente es saber hacer de los dolores de la diversidad, herramientas de poder en el presente para soltar apegos del pasado y lograr fortalezas en el futuro.

Los diferentes medios de información, comunicación y divulgación también se hacen eco de este concepto:

"Tenemos que ser resilientes" ... pero,

¿esto qué significa?

Siempre estamos expuestos a procesos de cambio a lo largo de la vida y a tener repetidos eventos o situaciones de pérdidas tales como: el fallecimiento inesperado de un ser querido, el maltrato o abuso psíquico o físico, la pérdida de la salud, el fracaso en diferentes ámbitos, la pobreza, los cambios de rol dentro de la familia e incluso en etapas vitales en que el envejecimiento nos hace perder capacidades o un determinado estatus social...

Por esto cada una de estas situaciones son una oportunidad para seguir creciendo, para generar un cambio en nuestras vidas, mejorar la aceptación y no permanecer desmotivados o impotentes ante estos cambios.

Cuánticamente las personas dotadas de resiliencia saben el valor del tiempo y que esos momentos de crisis no serán eternos y que su futuro dependerá de la manera en que reaccionen.

Las personas resilientes, cuando se enfrentan a una adversidad o necesitan superar la tristeza de una pérdida y transitar por un duelo emocional, se preguntan:

¿Qué puedo aprender yo de esto?

¿Cómo hago para ser más eficiente?

Antes de darte las pautas de la salida de este laberinto mental llamado Resiliencia:

Recuerda que la finalidad cuántica de conocer el tema en cuestión es saber unir cabeza y corazón.

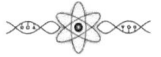

109

Cada vez hay más evidencias científicas de que el corazón y el cerebro comparten la función de control o son rectores del cuerpo humano, así que tenemos dos órganos distintos colocados en una misma red.

He aprendido a ver su interacción en su función:

El cerebro del corazón cuya función principal es detectar los cambios que se producen en el cuerpo, por ejemplo, los niveles de hormonas y neurotransmisores que se estimulan por los impulsos eléctricos del corazón.

La inteligencia del corazón para seleccionar estados intencionales profundos.

Para tener un amplio sentido de percepción activando centros neuronales y así dar paso a emociones desconocidas e incontroladas.

En el terreno de la Psico neurobiología, he aprendido y valorado los cambios de biofrecuencias haciendo los ajustes en el campo electrónico con la medicina bioenergética.

Trabajando las neurociencias he visto el enorme valor de lo que yo llamo **la medicina del alma**, cuando por proceso de perdón, limpiar sin criticar y reconstruyendo nuestro pasado en el presente, logramos un mejor futuro.

Simplemente con la sencillez de corazón y con un proceso de gratitud limpiando imágenes del pasado logramos un mejor futuro, esto es cómo se llega a la mente (cerebro) desde el corazón.

En una de mis investigaciones he comprobado el poder del abrazo conectivo de corazón a corazón.

Logrando mejor coherencia entre el corazón y el cerebro tendremos la fuerza suficiente para experimentar estados profundos en la meditación.

En procesos meditativos rompiendo con el pasado y reconectado con un mejor futuro es cuando mis pensamientos, recuerdos y sentimientos están razonando hasta aquietarse y ponerse en paz.

Hagamos unos ejercicios para ser Resilientes:

A continuación, te muestro algunas formas que he probado para aumentar tu nivel de resiliencia.

Te animo a que No dudes en ponerlas en práctica.

Anota en una hoja:

- **¿Cuál es mi intención ante este sentimiento de Resiliencia?**

_____

_____

_____

_____

_____

_____

- **¿Quién se beneficia con este sentimiento de Resiliencia?**
  (Recuerda que el secreto es GANAR-GANAR)

_____

_____

_____

_____

_____

_____

- ¿A quién puede perjudicar si no se manejar esta situación con este tipo de sentimiento de Resiliencia?

_____

_____

_____

_____

_____

_____

_____

RELAJACIÓN HOLÍSTICA

Este nombre le doy a un estado que logro cuando mis pacientes están tensos y angustiados, consiste en:

- Aquietarse.

- Respirar e inspirar hasta escuchar tu respiración.

- Sentir el silencio en tu interior hasta que poco a poco, respiración tras respiración, puedes sentir los latidos de tu corazón.

- Cuando has logrado estar simplemente en silencio y observando tu respiración: traer a tu mente un momento de cariño que te haya dado la vida.

- Siéntelo.

- Recréalo.

- Saboréalo.

- Huélelo.

- Respira profundamente, imaginado lo más bello de este momento.

- Ahora mantén este sentimiento con una dulce sonrisa.

- Ve poco a poco moviendo tu cabeza de un lado a otro.

- Abre poco a poco tus ojos y quédate con esta gran sensación.

Establece buenas relaciones con tu entorno: piensa en familiares, amigos, compañeros de trabajo o incluso en otros padres de los hijos que juegan con los tuyos.

Establece un círculo social que te haga percibir que tu tiempo está bien empleado y que eres una pieza importante en tu micro o mesosistema.

Acepta que el cambio es algo imprescindible para la vida: no hay

evolución sin cambio y aunque no quisieras evolucionar en nada, el cambio se produciría.

Por tanto, que te adaptes al cambio te va a ayudar a poner en marcha estrategias más dinámicas, a saber, diferenciar las circunstancias de tu vida inmodificables, de las que sí son modificables, para poder mejorar aquello que quieres.

Evita tomarte las crisis de tu vida como problemas insuperables: no puedes evitar que los eventos altamente estresantes aparezcan en tu vida, pero podrás mejorar tu reacción a ellos.

Trata de ampliar tu visión y ser consciente de que la mayoría de las situaciones estresantes son temporales, no son fijas o permanentes.

Si lo son, diseña un plan de organización y actuación.

Establece pequeñas metas que sean alcanzables: si tienes una gran meta en el horizonte, la forma de llegar a ella no es corriendo.

Tienes que ir poco a poco, estableciendo pequeñas metas realistas.

Sé consciente de hasta dónde puedes llegar porque "el que mucho abarca, poca aprieta".

Si eres capaz de ir cumpliendo algunas, siéntete bien contigo mismo.

Para que sepas si ya estás en el camino te doy algunas de mis decisiones de vida.

- **Aprende a tomar decisiones, evita el temor y confía**: no ignores los problemas, intenta no dejar las cosas para después, recuerda el mañana no existe, viviendo el eterno presente.

- **Si lo puedes hacer ahora, te va a ahorrar problemas, hazlo en cuanto puedas.**

- Si no puedes hacerlo ahora, analiza cuando es el mejor momento y sé capaz de ponerlo en práctica.

- **Cultiva una visión positiva de ti mismo**: la autoconfianza en las capacidades personales y la actitud positiva contribuyen a formar una actitud resiliente.

- **Autodescubrimiento**: quizás después de un duro golpe sientas la necesidad de encontrar tu parte más espiritual, de leer, de explorar tu mente a través de distintas actividades.

- **Recuerda, mantener tu** mente ocupada, te aleja de los malos pensamientos y te ayuda a establecer unas bases para ti mismo que te servirán en el futuro.

- **Mantén las cosas en perspectiva y sin juicio**: el hecho de que te haya sucedido algo difícil de soportar, no quiere decir que tu vida entera esté a la deriva, ni que tu personalidad y valores lo estén también.

- Poner los límites de tolerancia ante las situaciones y problemas para poder detenerlos y evitar que contaminen lo bello que hay en tu vida.

> **"Recuerda siempre que eres más grande que tus circunstancias, eres más que cualquier cosa que te pueda ocurrir"**
>
> **Anthony Robbins**

- Pregúntate, ¿qué es lo que te ha hecho salir del "pozo" en otras ocasiones?

- Recuerda situaciones duras por las que has pasado en tu vida y piensa cuál fue la clave para tu recuperación.

- Cuida de ti mismo: que el trabajo o las ocupaciones no sean lo único que llena tu tiempo. Haz cosas que te gusten y con las que puedas disfrutar y, sobre todo, descansa.

- Pasar mucho tiempo con la gente que te hace sentir bien.

- Desahógate: aunque sean emociones fuertes, exprésalas. La represión emocional puede llegar hasta enfermar a una persona.

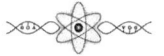

- Consulta libros, terapias o recursos e intenta localizar a personas que han pasado por lo mismo que tú, cuando estés preparado para hablar de forma íntima recurre a profesionales, si lo que necesitas es avanzar.

- La perseverancia y la confianza serán tus aliadas para afrontar el camino. No lo olvides.

La resiliencia no es una cualidad aislada, es una forma de entender la vida que te ayudará.

Dicen que cuando te haces fuerte hay pocas cosas que te hagan daño, te impidan seguir con tu vida, mantener tus ilusiones o todos tus planes tal y como los tenías pensados.

Una vez que eres consciente de ella, solo queda que la desarrolles y la pongas en práctica.

Con empeño y constancia podrás conseguirlo.

Ser resiliente es una habilidad que se puede aprender y que te ayudará a comprender la vida de otro modo.

"Si no está en tus manos cambiar una situación que te produce dolor, siempre podrás escoger la actitud con la que afrontes ese sufrimiento"

Viktor Frankl

"Es un privilegio haber vivido una vida difícil"

Indira Gandhi

"Cuando mi sufrimiento se incrementó, pronto me di cuenta de que había dos maneras con las que podía responder a la situación:

Reaccionar con amargura o transformar el sufrimiento en una fuerza creativa. Elegí esta última"

Martin Luther King

Conclusión:

La resiliencia es un llamado al cambio.

- No la construye el sujeto por sí solo, sino que se da en un contexto.
- La resiliencia es encontrar un sentido a la vida en cada circunstancia.
- Toda situación es una oportunidad para algo.
- Quien dispone de un:
- ¿para qué?
- es capaz de sobrellevar casi cualquier….
- ¿cómo?
- "El hombre puede ser arrebatado de todo, excepto de una cosa, la de elegir su propio camino"
- Resiliencia es más que la aptitud de resistir a la destrucción preservando la integridad en circunstancias difíciles; es la aptitud de reaccionar positivamente a pesar de las dificultades y la posibilidad de construir basándose en las fuerzas propias del ser humano.
- No es solo sobrevivir a pesar de todo, sino que es tener la capacidad de usar la experiencia derivada de las situaciones adversas para proyectar el futuro.

El pensamiento es causativo y cada uno de nosotros debería recordar esto constantemente.

El mandamiento orar sin cesar, se reduce a mantener la mente pensando solo pensamientos buenos, puesto que el pensamiento es causativo y genera sentimientos buenos, esto hará que evitemos pensar en enfermedad, fatiga, vejez, así que, si deseamos experimentar la salud, la riqueza y la prosperidad, dependerá de la calidad de pensamientos correctos que estemos manteniendo en nuestra mente.

Capítulo 5

EL PROPÓSITO

Has pensado alguna vez:

¿Para qué estás aquí en esta vida?

¿Cuál es tu misión?

Y ¿Cuál es tu propósito?

Mi propósito es desarrollarme a mí mismo.

Dando reconocimiento consciente a la verdad de mi ser.

"Cualquier hombre que tenga sentido de su individualidad vive para lo que ama, para la vida, sin importarle lo que otros piensen de él"

Ramón Ruiz Limón

Tú, eres la mente, el principio conectado con lo Divino, Dios, no eres una entidad de carne, sino que cuánticamente eres un principio fractal de luz redondeada e incandescente de energía pura, que vive dentro de un cuerpo con el fin de obtener el premio de la vida creativa, llamado emoción.

"ERES UNA EXPERIENCIA ESPIRITUAL, VIVIENDO UN EXPERIENCIA MATERIAL"

Lo que realmente eres no está en lo que habitas, sino en lo que sientes.

Se te conoce por tus emociones, aunque no lo sepas, el cuerpo es el reflejo fiel de las conclusiones de tu pensamiento.

¿QUIÉN PIENSAS QUE HA CREADO TU VIDA?

Un poder supremo que habita en tu interior, solo que tu expresión física corresponde a la información que le has dado a tu mente y a tus sentimientos, si no, de ¿dónde sale tu sonrisa?, obviamente de la información agradable que le has dado a tu mente para que la refleje en tu cara.

¿Crees acaso que un ser supremo o fuerzas externas han controlado tu vida?

Esa no es la verdad como se la conoce. Porque realmente estás manifestando las conclusiones de tu información mental, emocional, cultural, <u>todo está en un plano de correspondencia perfecta, eso es lo que controla tu vida.</u>

Eres el único responsable de todo lo que has hecho o experimentado.

Puedes hacer este ejercicio de reflexión, si quieres tener el privilegio de ser más consciente de tu conexión con un plano superior de consciencia.

GRAN DIOS CREADOR QUE ERES.

Tú, que habitas dentro de mí, sé que tienes el poder de crear la magnificencia de las estrellas, a través de Mi más profundo Deseo apoyado en mi pensar, sentir y actuar correctos, has creado cada momento y cada circunstancia de mi vida.

¿QUIÉN ERES TÚ?

Eres pensamiento codificado para un único propósito: Autodesarrollo consciente a través de reconocer la belleza, placer y bondad que hay para tu propósito.

El código de tu propósito está en saber si esta vida que tienes, ¿es lo que realmente deseas?:

Sé consciente y recuerda que tu vida:

Tú la elegiste.

Tu aspecto, tú lo creaste.

El modo en que vives, tú lo diseñaste y lo destinaste totalmente a merced de tu elección.

Tú creaste tu vida a través de tus propios procesos de pensamiento expresados por tus palabras que te acompañarán siempre en tu manera de pensar, sentir y actuar.

***Cada cosa que piensas y dices es lo que sientes; y todo lo que sientes se manifiesta** para crear las condiciones de tu vida.*

"NUESTRO MAYOR PROPÓSITO EN LA VIDA ES LA TRANSFORMACIÓN"

Nuestra mente tiene la capacidad y el poder de hacer los cambios y ajustes necesarios para la toma decisiones, cambios, y los mecanismos suficientes para transformarnos gracias a procesos NEUROFISIOLÓGICOS Y PSICOLÓGICOS para diseñar un comportamiento.

Tus pensamientos están conectados finamente a través de frecuencias positivas y negativas, las cuales configuran su información e impacto emocional para determinar sus propios sentimientos, es decir, la manera cómo te sientes ante una situación o circunstancia.

Por tanto, es tu sentimiento el que dirige la emoción que influye de manera directa en el pensamiento, y el poder de tus palabras, que crean tu conducta y tu personalidad en tu vida cotidiana.

SE DICE: "**ERES LO QUE PIENSAS**"

UNA AFIRMACIÓN SIMPLE, PERO MUY PRECISA. PORQUE ES COMO NUESTRA PROPIA SOMBRA.

LO QUE HACEMOS, LO QUE DECIMOS, LO QUE SENTIMOS, TODO TIENE UN ORIGEN COMÚN EN LA MENTE.

LA ENERGÍA DE LA MENTE HUMANA ES EL PENSAMIENTO EN ACCIÓN CODIFICADO.

POSIBLEMENTE ES EL MAYOR DE LOS MISTERIOS, PERO A LA VEZ EL MENOS VALORADO Y POR ESO NO NOS DAMOS CUENTA DE SU PODER TRANSFORMADOR.

TÚ Y YO SOMOS:

"PENSAMIENTO-SENTIMIENTO EN ACCIÓN"

COMPRENDIENDO TU PROPÓSITO DIVINO EN EL UNIVERSO.

¿EN QUÉ CONSISTE EL PROPÓSITO DEL PLAN DIVINO UNIVERSAL?

En darnos recursos y facultades para lograr un reconocimiento de nuestros valores e individualidad a través de información y programas mentales.

Todo lo que te rodea es una amplia fuente de información codificada de manera específica, para que tú le des el uso correcto y puedas emplear el procedimiento adecuado a través de tu mente para lograr una representación mental, ya que todo pensamiento es una onda electromagnética que tiene una frecuencia, una longitud de onda y se puede medir.

Tu pensar tiene como propósito almacenar o MEMORIZAR la información de datos, que tu cerebro va elaborando a través de un proceso neurobiológico llamado proceso psíquico del PENSAR.

LOS ELEMENTOS DE LA REPRESENTACIÓN MENTAL

Todos los objetos que están en tu juicio te llegan a través de los sentidos, como lo que puedes ver, oír, tocar y tú le has dado nombre primariamente.

Tú eres el que crea tus elementos de juicio para decidir de qué se trata por su textura, color, olor o sonido y así darles un nombre.

Estás diseñado para darle significado o creencia de lo que tú, sin darte cuenta realizas una y otra vez en el mundo exterior, creando así un ciclo mecánico.

LAS VÍAS DE CONEXIÓN SON LAS QUE VAN DIRIGIDAS DEL PENSAMIENTO, RECUERDO, EXPERIENCIA, APRENDIZAJE, LENGUAJE, CONOCIMIENTO, MEMORIA, Y OTRA VEZ SE RECONDUCEN AL PENSAMIENTO.

PERO EN ESTE CICLO MÉCANICO, AL MISMO TIEMPO SE PRODUCEN SENTIMIENTOS, RECUERDOS Y EMOCIONES PARA CORRESPONDER, LAS QUE ACTÚAN EN EL CUERPO HUMANO A TRAVÉS DE VÍAS NEUROFISIOLÓGICAS.

¿Por qué es importante comprender cómo funciona nuestro pensamiento, sentimiento y emoción en las personas?

Porque si sabemos el funcionamiento de nuestro pensar, sentir y actuar podremos decidir correctamente y llegar a mejores conclusiones.

¿Por qué es importante comprender cómo funciona nuestra mente humana, la memoria, la percepción, la imaginación y el lenguaje?

Porque si sabemos usar bien nuestra mente, haremos con coherencia nuestra visualización, percepción, lenguaje y habrá coherencia en nuestros deseos.

¿Cuántos tipos de pensamientos existen y cómo se manifiestan en nuestra conducta?

Pensamientos de coherencia de vida, de verdad, de amor, conectando la cabeza y el corazón.

¿De qué forma influyen nuestros sentimientos y emociones en las palabras y acciones diarias, y cómo afectan a la conducta y la personalidad?

Las palabras y las acciones son el reflejo y espejo de nuestros pensamientos, sentimientos y emociones que controlan y dirigen nuestra conducta y personalidad.

¿Cómo transformar las condiciones de nuestra vida cotidiana, y así lograr una buena calidad de vida llena de satisfacción, paz y plenitud total?

Si cambias la atención o enfoque de las situaciones negativas, entonces cambias lo negativo por positivo y esto influye en las condiciones de la vida, esto es debido al tipo de pensamientos, sentimientos y emociones que construyas.

Utiliza tu poder a tu favor y trata de comprender que hay una fuerza grandiosa en ti, este poder es el poder de la intención.

Por tanto, aquello en lo que más piensas (enfocas), se convierte en una realidad, tarde o temprano.

Es decir, aquello a lo que le pones atención, es lo que atraes a tu vida.

Recuerda que, la mente humana moldea todo lo que ocurre en la vida cotidiana a través del pensamiento, sentimiento y emoción.

Cada uno de nosotros somos la obra maestra, por la conexión de nuestras ideas, pensamientos, sentimientos y emociones, los cuales se manifiestan en recuerdos y experiencias agradables o desagradables.

Nuestras palabras y acciones son el reflejo y espejo de los pensamientos, sentimientos o emociones que dirigen y controlan nuestra conducta.

Todo lo que te rodea es lo que tú mismo has atraído a tu vida; con tus pensamientos, sentimientos y emociones que has generado sin ser consciente.

Tus experiencias negativas las fortaleces gracias a estarlas recordando, ya que están sostenidas con tus pensamientos, palabras, recuerdos y sentimientos.

Tus experiencias pueden proceder de la repetición constante del pasado, o bien, construirse en el presente, cargadas de palabras, emociones, recuerdos y sentimientos.

Recuerda cómo se hacen las programaciones en nuestra mente, solo se requiere el disparo de la información de un sentimiento, en el que existan unos pensamientos capaces de reproducir e invocar la situación como un resultado de un proceso interno.

Por tanto, hazte consciente de tu poder mental e intenta producir emociones positivas tales como alegría, felicidad, paz, tranquilidad, gozo, dicha.

Tus memorias pueden ser recuerdos de acontecimientos que ya pasaron (recuerdos), pero que al ser traídos al presente provocan un sentimiento o un conflicto, con los nuevos pensamientos, y esto genera una emoción negativa, bien puede ser la frustración, la culpa, el remordimiento o el sufrimiento, la tristeza, la melancolía, la infelicidad, etc.

Recuerda que, estas emociones te hacen ceder tu poder, te debilitan, esto termina agotándote y hacen que te sientas cansado, debido a que te roban la energía psíquica.

Lo que estás pensando y sintiendo, es la constante actividad de tu mente, es decir, lo que te imaginas y creas en tu mente es a través de tu pensamiento y al que le has agregado la información del sentimiento y emoción, es así como regularmente lo atraes a tu vida diaria.

Un simple cambio de dirección en el lado correcto de la vida, en tus emociones y sentimientos positivos (actitudes), puede influir en las circunstancias o eventos diarios y en tu calidad de vida, siempre y cuando sean lo más agradables posible y objetivos.

Prepárate para el cambio y cuando quieras en verdad cambiar

tus circunstancias diarias y salir de un negativo estado de ánimo; primero debes cambiar tu forma de pensar, de sentir y de ver las cosas.

Construye tu satisfacción y felicidad personal, todo depende de tus palabras, de los tipos de pensamientos, sentimientos y emociones que mantienes en tu mente porque estos son los constructores de las experiencias en tu vida diaria.

Recuerda que, el cerebro humano, no puede reconocer si es una situación real, o solo es la imaginación, porque la información que recibe es la inducción de un pensamiento hacia una meta determinada.

Todo lo que somos, y hacemos, es el resultado de la información mantenida en lo que hemos pensado, porque, la mente humana es como un imán que atrae a nuestra vida, todo aquello a lo que nos resistimos y luchamos con gran esfuerzo para apartarlo de nosotros.

Despertemos amigos míos, porque sin darnos cuenta, atraemos lo que fortalecemos y sostenemos al brindarle nuestra atención a todo aquello que nos desagrada, porque es ahí donde dirigimos cierta energía a través de los sentimientos y emociones que generamos.

Por tanto, debemos de construir nueva información para generar sensaciones agradables todos los días hacia las cosas o situaciones, esto puede llevarse a cabo con un sentimiento de agradecimiento sobre los bienes que hemos logrado y conseguido.

Debemos mantenernos enfocados en las cosas que ya tenemos, y ser agradecidos por todo.

La gratitud es el máximo poder del universo, que trae consigo las mejores experiencias en la vida, por el reconocimiento de las cosas que nos animan a estar agradecidos, a estar contentos por todo el bien recibido.

"Todo lo que la mente humana puede concebir, en cualquier momento lo puede conseguir"

Cuando nos quejamos de alguna situación, eso es lo que atraemos.

Ya que nos enfocamos con mayor fuerza (energía) en las cosas que no queremos (**actitud negativa**).

Por tanto, nuestra falta de información y falta de objetividad producen resistencia, esto genera un tipo de energía al que estamos dirigiendo nuestro sentir hacia ese malestar o situación, de tal forma que lo fortalecemos si darnos cuenta para después atraer la experiencia al plano físico y así manifestarlo en nuestra vida.

Por ejemplo, cuando a mi consulta llega un paciente manteniendo su enfoque (piensa, siente) en los síntomas y los dolores que le producen una determinada enfermedad, a la cuál le teme y ha reforzando sus creencias, es entonces cuando solo está nutriendo, fortaleciendo a la enfermedad a través de tus pensamientos y sentimientos de temor, recuerdos o pensamientos, que son gobernados por los sentimientos y emociones que tiene diariamente.

El hombre se convierte en aquello que piensa, decía Buda.

Es decir, el hombre se convierte y es el enfoque de sus sentimientos y pensamientos.

Todos nuestros problemas en la vida son solo formas mentales con dos polos: uno positivo y otro negativo.

Cada uno de los problemas se sostienen por las creencias educadas por nuestra mente humana, y son creados por el grado de temor que tenemos.

Por tanto, cuando dejamos de temer, logramos dejar de pensar en un problema, como tal.

El valor y la confianza en nosotros mismos logran que el problema termine inevitablemente.

Esto es debido, a que dejamos de suministrarle energía, ya que los problemas no tienen energía propia, somos nosotros quienes los sostenemos al identificarnos con ellos.

Tenemos la tendencia inconsciente a ver las cosas que no nos gustan, porque todas aquellas experiencias que hay en nuestras creencias, en nuestros juicios y memorias provienen de acontecimientos pasados, es decir, recuerdos o sentimientos.

Por ello, cuando dejamos de temerles, debemos evitar recordarlas, y con todo esto dejaremos de suministrarles energía para que sigan sosteniéndose y manifestándose.

¡Atención!, evita dedicar tiempo en recordar y estar hablando de la misma situación, una y otra vez, esto solo logra traer al presente los sentimientos de recuerdos, situaciones o experiencias de hechos desagradables.

Recuerda esto: el pasado ya pasó, ya aconteció; son hechos inmutables, no pueden cambiarse, deja de usarlos en tu lenguaje diario, no tiene sentido volver a tener estas experiencias.

En vez de estar manteniendo un diálogo inútil acerca de personas o situaciones, decídete a ser agradecido, todos son maestros de tu avance o bien son bendiciones ocultas.

Por tanto, debes estar consciente de tu poder manteniendo un fuerte sentimiento y emoción por todo lo que la vida te ha proporcionado, porque en esto radica el poder de la "**GRATITUD**".

Existen tres poderes que el ser humano puede utilizar en su vida diaria:

EL PODER DE LA GRATITUD.

Es el agradecimiento diario por todas aquellas cosas que ha logrado, tiene y disfruta.

Recuerda que toda información de lo que te sucede solo es enseñanza para que cumplas con tu propósito de evolucionar, así es que hay que estar muy agradecidos con la aquello que te ha desafiado, en las circunstancias o en las personas.

EL PODER DE LA FE.

Es el creer y aceptar que las circunstancias o los eventos son pasajeros y efímeros.

Que todo es posible en este mundo.

Andamos por fe, no por vista, dice la Biblia.

Trabajando la fe con mis pacientes, les explico:

Cuando vas al medico y te da una pastilla de muchos miligramos, o un antibiótico como la penicilina con varios millones de unidades, ¿puedes contar cada uno de los "hongos de penicilina" que ingresan en tu organismo para que se cumpla esa cantidad millonaria que está invadiendo tu cuerpo para sanarte?

O ¿puedes contar cada uno de los miligramos de una pastilla que entra en tu cuerpo para calmar tu fiebre?

¿En dónde está el poder curativo de una pastilla o de una inyección?

EL PODER DE LA VISUALIZACIÓN

Es el visualizar o imaginar en la mente las cosas que queremos, pero debemos de imponerle un fuerte sentimiento y emoción.

En resumen, debemos de aceptar y comprender que, los problemas que surgen entre las personas, son debidos a la escasa capacidad intelectual y emocional que poseen para resolver un problema, y por ello es por lo que constantemente están entrando en conflicto consigo mismas, y con otras personas.

Lo anterior provoca que exista una gran cantidad de personas que no son felices, y no sienten satisfacción con lo que tienen y han logrado en la vida.

Recuerda que, el gozo no está en haber realizado algo, el gozo está en haber hecho lo que dejaste de hacer, lo que deseaste con total intensidad, que mientras que lo hacías te olvidaste de todo el mundo entero; en eso enfocaste todo tu ser.

Y ahí está tu felicidad, tu alegría, tu gozo, tu dicha, y tu recompensa, no

en lo realizado, no en lo que haya perdurado.

Se ha hecho a un lado, todo el valor intrínseco de la creatividad y destruido a millones de personas porque no se pueden dar premios Nobel a millones de personas.

Y se ha creado en todos, el deseo de ser reconocidos, así pues,

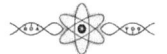

nadie puede trabajar en silencio y en paz, disfrutando de lo que hace.

La vida consiste en pequeñas cosas.

Para esas pequeñas cosas no hay recompensas, ni títulos otorgados por los gobiernos, ni grados universitarios.

Hoy en día, todo el mundo necesita y quiere aprobación y reconocimiento.

La estructura actual de la sociedad es de tal modo que, a menos que tengamos reconocimiento, pensamos que somos inútiles.

Ante sus propios ojos han fallado, han perdido el respecto propio y la dignidad.

Este es el precio que pagas por ser condescendiente <u>(lo he experimentado y el dolor de la ingratitud es el precio que he recibido)</u>.

¿Por qué estás perdiendo tu integridad?

¿Qué es lo que quieres lograr?

En esta vida tan breve, tan efímera es mejor vivir en total plenitud, tanto como sea posible, siempre y cuando no dañes a terceros.

No temas llegar al extremo.

No puedes ir más allá, del límite de la totalidad de tu ser.

Somos parte de una existencia en donde todo está interconectado en el campo cuántico vibratorio.

¿DE QUÉ DEPENDE TU FELICIDAD?

Si no lo sabes, este es le mejor momento, y por eso has adquirido este *"Manual de Reconexión"* y por ello has llegado hasta esta página.

¿CÓMO LOGRAR TU FELICIDAD A TRAVÉS DEL PENSAMIENTO CUÁNTICO?

A través de una mínima dosis de sentimientos de gratitud, impregnadas de amor, realizadas con una diaria devoción impersonal.

"El hombre solamente está en plenitud, cuando está en sintonía con el Universo"

Ramón Ruiz Limón

Recuérdalo: **"ERES LO QUE PIENSAS"**

TE RECUERDO QUE ESTA ES UNA AFIRMACIÓN MUY SIMPLE, PERO MUY PRECISA.

PORQUE LO QUE HACEMOS, LO QUE DECIMOS, LO QUE SENTIMOS, TODO TIENE UN ORIGEN COMÚN EN LA MENTE.

LA ENERGÍA DE LA MENTE HUMANA ES EL PENSAMIENTO-SENTIMIENTO.

SEGURAMENTE "EL SENTIR" ES EL MAYOR DE TODOS LOS CÓDIGOS, PERO A SU VEZ EL MENOS COMPRENDIDO DE LOS RECURSOS ENERGÉTICOS DEL UNIVERSO.

EL SENTIR HACE Y CREA TODO LO VISIBLE E INVISIBLE,

DE AHÍ SU IMPORTANCIA PARA REALIZAR TODO EN LA VIDA.

SOLO POR HOY...

Solo por hoy empezaré mi día con una sonrisa, porque sé que esto mueve energía y bioquímica correcta en mi vida, en mi expresión y en mi lenguaje corporal.

Solo por hoy trataré de vivir exclusivamente el día, sin querer resolver todos los problemas de mi vida, todos de una vez.

Solo por hoy tendré el máximo cuidado de mi aspecto, seré cortés en mis maneras, no criticaré a nadie, y no pretenderé mejorar o disciplinar a nadie, sino a mí mismo.

Solo por hoy seré feliz con la certeza de que he sido creado para la felicidad.

Solo por hoy dedicaré diez minutos de mi tiempo a una buena lectura, recordando que, así como el alimento es necesario para la vida del cuerpo, la buena lectura lo es para la salud del alma.

Solo por hoy no tendré temores.

Solo por hoy no guardaré rencor.

Solo por hoy me perdonaré y perdonaré a los que me han lastimado.

De manera particular no tendré miedo a gozar de lo bello y a dejarme conquistar por la bondad.

Puedo practicar hacer el bien durante el día, sonriendo mientras me vayan llegando a la mente mejores sentimientos en mi diaria convivencia.

Atiende el mensaje final de este capítulo:

Es un código de gran apoyo en cualquier momento de tu vida.

No te dejes vencer por la tristeza ni abatir por tu propia culpa;

El propósito de tu vida es llenarte de alegría el corazón.

Consuélate, y recobra el ánimo,

Aleja de ti la pena,

porque a muchos ha matado la tristeza.

No se gana nada con la pena.

Los Celos y La Cólera son sentimientos que te acortan los años.

Las preocupaciones marchitan tu cara antes de tiempo.

El corazón alegre es una gran fiesta para tu alma y así alargarás tus días.

Eclesiástico 30: 21-25.

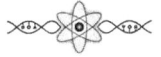

Capítulo 6

LA RECONEXIÓN

Hablaré en este capítulo de tres tipos de Reconexión:

- A Física
- B Mental
- C Espiritual

"MI TRABAJO CONSISTE EN SER CREATIVO"

A. RECONEXIÓN FÍSICA

FUNCIONAMIENTO DE LA MENTE:

1. La Impresión o Grabación de Partículas:

El recordar, implica recurrir a este circuito de memoria y proyectar en la consciencia en forma hilada, lo que queremos obtener, puede ser como respuesta, una canción, una imagen, etc.

Sobre esto debemos rastrear únicamente aquellas grabaciones que se relacionen con esa determinada situación, pues de no ser así y acarrear otros tipos de información que no están relacionadas, únicamente se producirá una confusión, que nos impedirá analizar con claridad y precisión.

2. Inteligencia:

Esta es la capacidad dentro de cada partícula en un espacio de tiempo en donde existe la cualidad de elegir la mejor de las posibilidades.

3.- Intuición:

Es la capacidad de elegir desde el interior al azar y el resultado es benéfico, ¿en dónde estuvo el secreto?

En un proceso de reconexión con la decisión desde la fe sin sombra de duda, lo que dio como resultado una agradable experiencia.

Neuro-Comunicación Cuántica Aplicada:

Dr. Joel Rugerio Cano

Toda comunicación debe tener códigos para que el mensaje sea percibido, analizado y comprendido.

Las vías de comunicación son "Guiones" de dos tipos, a saber:

Vías internas en el campo neuro psicológico y

Vías externas por medio de conductas de lenguaje corporal y de estereotipos de comportamiento.

El cerebro humano tiene casi cien millones de neuronas tal y como lo afirma el Dr. Joe Dispenza (autor de varios Bestseller sobre el cerebro) en sus cálculos comenta: "Si contaras hasta cien millones segundo a segundo tardarías 3.171 años, si pudieras apilar cien millones de hojas de papel, el montón tendría una altitud de ocho mil kilómetros, la distancia que existe entre Londres y Los Ángeles, California".

Nunca se detienen la cantidad de estímulos nerviosos en el cerebro, esto desencadena una gran cantidad de estímulos eléctricos como si al mismo tiempo todos los teléfonos móviles del mundo emitieran sin parar sus estímulos durante 24 horas todos los días.

Todo guion en el Número modelaje de nuestra vida consta de 7 pasos, de acuerdo con mi investigación y es así cómo tenemos:

1. Persuasión
2. Información
3. Emoción
4. Seducción
5. Fascinación
6. Acción
7. Resultados

Te presento cómo desarrollo mi trabajo para el mundo.

Para ello te muestro trabajos y experiencias de medicina del futuro, terapias en donde la bioenergía se conjunta con la tecnología

para ofrecer resultados a través de sistemas de **Bio-Comunicación Instrumental.**

Además, permíteme mostrarte un mundo fascinante que nada tiene que ver con estados mentales alterados, ni estratagemas adivinatorias, es un trabajo en el que la tecnología apoyada con instrumentos informatizados y leídos por un software, dan como resultado la tendencia bioeléctrica del estado de energía de un paciente.

Cuento con sistemas que facilitan la visualización diagnóstica y con otros sistemas de apoyo terapéutico.

Para ello en un trabajo de resultados mostraré cómo hay cambio de energía y por lo tanto del comportamiento.

Unificando tecnologías.

Usando como testigo la cámara GDV Kirlian.

DIAGNÓSTICO COMPUTARIZADO DEL AURA:

ES UNA FORMA ÚTIL, FÁCIL, CÓMODA Y PRÁCTICA DE MEDIR EL CAMPO ENERGÉTICO DE LA ESTRUCTURA ORGÁNICA DE UNA PERSONA.

ES TAN SIMPLE COMO EL MEDIR LA ENERGÍA DE LAS HUELLAS DIGITALES, ENCONTRAR LOS CAMBIOS DE ENERGÍA EN EL TERRENO FÍSICO, EMOCIONAL O SUTIL DE GRAN APOYO PARA EL DIAGNÓSTICO.

DÁNDONOS RESULTADOS EN SU ESTADO FÍSICO, PSICOLÓGICO O DE ESTRÉS.

COMPARA LOS CAMBIOS EN EL CAMPO BIOENERGÉTICO, ANTES Y DESPUÉS DE CUALQUIER TIPO DE TRATAMIENTO O TERAPIA.

MIDE EL EFECTO INMEDIATO DE UNA SUSTANCIA, O MEDICAMENTO PARA COMPROBAR SU CAMPO DE ACCIÓN EN ESE ORGANISMO.

ÚTIL PARA CUALQUIER TIPO DE PERSONA Y EN CUALQUIER MOMENTO, SIN LA INDUCCIÓN DE NINGUNA SUSTANCIA O REACTIVO.

ES UNA FORMA DE DIAGNOSTICAR, NO AGRESIVA, NI INVASIVA DE GRAN APOYO CUALITATIVO.

Investigación del efecto Kirlian y la salud.

Por Dr. Joel Ariel Rugerio Cano

Interesado en el campo sutil y de calidad, comprometido con la confianza de mis pacientes en el campo profesional, me he decidido a presentar un resumen de 10 años de conocimientos y experiencias continuados y más de 2500 casos en los que doy fe del apoyo obtenido por la cámara Kirlian GDV y su efecto en el cuerpo.

La técnica GDV (Gas Discharge Visualization) creada por el profesor Korotkov permite precisamente medir una parte de ese campo electromagnético y estudiar la influencia que ejerce en la salud.

Agradecimientos:

Al Arquitecto del universo, dueño y diseñador de la energía, del mundo sutil e inverosímil del cual todos dependemos y somos una parte interactiva…DIOS.

A todos mis amigos y pacientes que en verdad han sido la prolongación de mi corazón para esta investigación de la que ahora os daré un resumen.

Se han tomado diversos tipos de elementos que afectan el campo de energía es decir el aura en personas diferentes.

Lo he trabajado en personas de diferentes nacionalidades, en diversas condiciones y estados alterados de conciencia tales como momentos post-iniciaciones y diversos campos de meditación y post-hipnóticos.

Con diversos medios de contraste y con diversa aparatología.

Antecedentes tanto la salud como la enfermedad producen una alteración a la célula y esta a su vez modifica su electricidad, es así como encontramos los siguientes conceptos:

- GDV Y EMOCIONES (AMOR, TEMOR, RABIA)
- GDV Y LÍQUIDOS (AGUA, RESCUE REMEDY, HEPAR SILICEA Y ECHINACEA)
- GDV Y REIKI
- GDV EN ACUPUNTURA
- GDV Y AURÍCULOMEDICINA
- GDV EN MANOPUNTURA (SU-JOK Y KOREANA)
- GDV EN FLORES DEL MEDITERRÁNEO, UN CASO DE CRISIS EPILÉPTICA
- GDV EN LA ACTIVACIÓN DE LA MERKABA
- GDV Y CUARZOS EN TERAPIAS ATARAXIA
- GDV Y EFECTO DE SONORIZACIÓN DE AGUA Y SU AJUSTE EN EL CUERPO
- GDV Y FILTROS DEL CAMPO DE BIORRESONACIA CUÁNTICA HOLOGRÁMICA SEGÚN EL SISTEMA DEL SR. PERE RIVALTA
- GDV Y NUTRICIÓN CELULAR EN SUPLEMENTOS NUTRICIONALES
- GDV Y AYUNO ASISTIDO CON NUTRICIÓN CELULAR
- GDV Y EFECTO CUÁNTICO SISTEMAS DE MEDICIÓN QUANTUM QXCI
- GDV Y EFECTO CON BIORRESONANCIA CUÁNTICA (QXCI/SCIO, GENIOS)
- GDV Y EFECTO HIPOCAMPO EN DESAROLLO
- GDV Y NEUROCIENCIAS

LO DEMOSTRABLE:

En donde funcionan o no las diversas disciplinas de diagnóstico y su tratamiento.

La verdad y la mentira de algunos remedios y sobre todo su "Realidad" práctica, evolución, pronóstico y evidencias al mundo científico.

DEMOSTRACIÓN ANTES Y DESPUÉS DE UNA TERAPIA

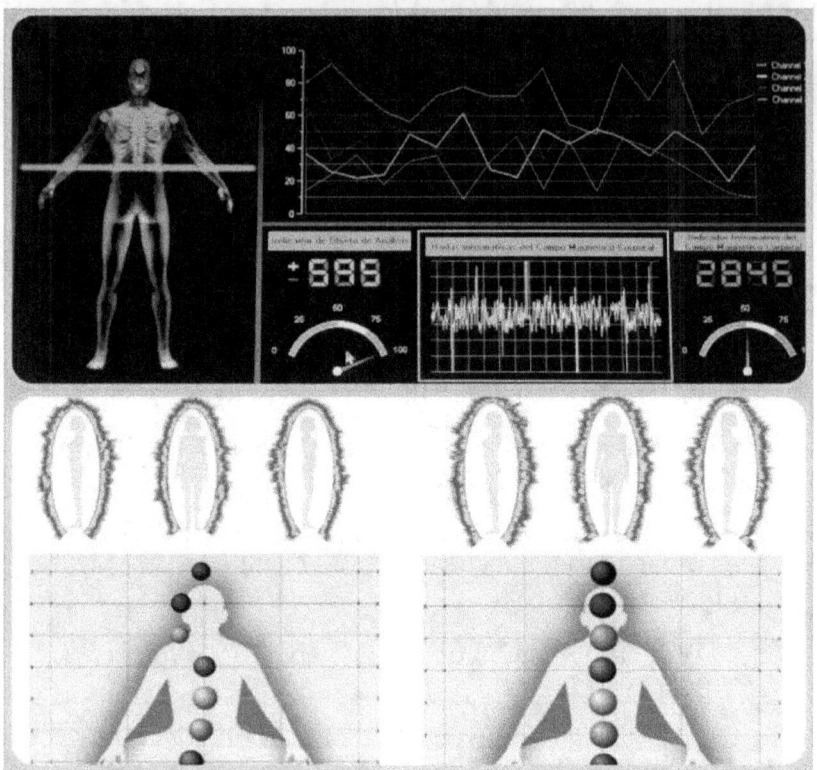

Conexión Cuántica:

Circuitos de Conexión Cuántica:

En donde podemos encontrar un lenguaje del campo sutil tanto de la bioenergía como de los estados patológicos.

Este es el lenguaje que se puede encontrar como respuesta a cualquier estado de salud bioenergética, en donde se conectan circuitos cuánticos dando como resultado el bienestar del paciente.

8. Formas de resonancia geométrica bioenergética:

- Fibonacci
- Series Fourier
- Rampa
- Sierra
- Cuadrada
- Triángulo
- Lineal
- Punto

9. Corrección de Bioenergética:

- Amperaje
- Conductancia
- Inductancia
- Fase Constante
- Resistencia
- Voltaje

10. Valoraciones Psíquicas:

- Perturbadoras
- Falsa Instrucción
- Impuras
- Ligeras
- Neutras
- Benévolas
- Superiores
- Prudentes
- Puras
- Sabias

11. Campos Polimórficos:

- Divino/Ádico
- Monádico

- Atómico/Nirvánico
- Búdhico/Intuición
- Mental/Concreto
- Astral, Emocional, Deseos
- Sólido, Líquido, Gaseoso
- Etérico, Super Etérico, Subatómico, Atómico

12.   Tipos de Ondas Bioenergéticas:

- De Broglie
- Elástica
- Electromagnética
- Gravitacional
- Longitudinal
- Magnética
- Rayleigh
- Sonido
- Permanente
- Transversal

13.   Sistemas Orgánicos:

- Cardiovascular
- Circulatorio
- Digestivo
- Endocrino
- Exocrino
- Inmunitario
- Intertegumentario
- Nervios
- Reproductivo
- Respiratorio
- Esquelético

14.   Mejora de Propiedades Físicas:

- Absorción
- Difracción
- Dispersión
- Interferencia
- Forma Matemática
- Media
- Polarización
- Reflexión
- Refracción
- Transmisión
- Oscilación
- Moción

Despejar la Emoción:

Amplificar la Emoción:

Voltaje de amplitud de salida:

Todas las patologías son apoyadas con sistemas informatizados de Biorresonancia cuántica para la salud.

Felizmente te puedo mostrar lo que el ojo humano no ve, solo la percepción bioenergética, de sistemas informatizados de tecnología punta.

Observemos lo que está detrás de una enfermedad como por ejemplo un tumor y te sorprenderá la información que muchas veces se nos escapa de la vista.

Sistema Cuántico de Liberación

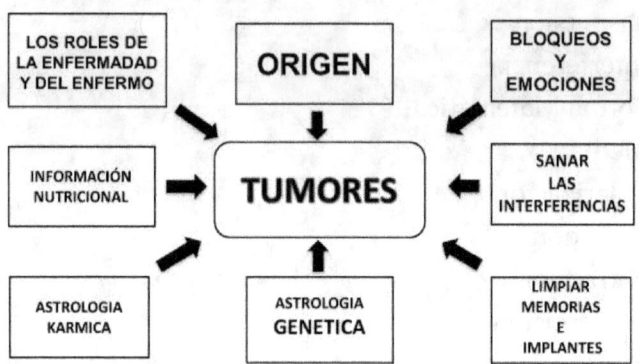

No solo son palabras lo que has visto en el gráfico anterior, sino verdadera investigación de más de 30 años en mi vida profesional y que antes no había encontrado mucha explicación.

Ahora te mostraré mi visión del futuro en la salud y en la nutrición. Es mostrarte la necesidad de crear nuevas conexiones del cuerpo con el sistema nerviosos a través de diversos medios del mismo organismo a través de la nutrición.

Además, demostrarte como el mundo ha cambiado no solamente a lo que nos daban en nuestra infancia, como lo fueron, leche, carne, huevo y pan.

Los tiempos han cambiado, la dieta se ha modificado y el conocimiento ha sido cambiado, para bien o para mal, el tiempo nos lo dirá.

Pero me siento obligado a mostrarte mi visión del cambio de comportamiento nutricional y de las pautas que a mi juicio darán los ajustes necesarios a los reclamos del futuro.

Así como nuestro cuerpo se nutre, así también aprendemos a nutrir nuestro sistema nervioso es decir nuestras neuronas.

Debemos tomar conciencia del nuevo modelo de raza humana que estamos vislumbrando de cara a los nuevos tiempos.

La nutrición, el descanso, combinados con el ejercicio, no solo del cuerpo sino del sistema nervioso hará que estemos con una conciencia lúcida ante el devenir de los tiempos.

Sé consciente, somos criaturas de diseño, es ahí donde a los grandes consorcios les interesa que nuestra mente no esté despierta y la mejor forma es a través de estimularla con comida basura, agua cargada de tóxicos, alimentación rica en colorantes conservantes y pesticidas.

Lo que llaman estilo de vida es un cuerpo fibroso y una mente vacía, porque no es solo el músculo sino la mente la que también necesita estar sana.

"Mente sana en cuerpo sano" parecía un mandato, en realidad es una Ley, tener un cuerpo sano necesita una mente sana, eso no depende del gobierno ni de las tendencias de moda, eso depende de ti y de tu responsabilidad.

Estamos obligados a cuidar no solo lo que comemos, sino lo que pensamos, sentimos y decimos, eso es en realidad nuestro mapa de ruta de nuestro destino.

Así te muestro mi visión del futuro neuronal, porque al parecer la consigna es de que cada día estemos más viejos, más enfermos y más "tontos", lo digo por el gran número de enfermos mentales, con déficit de atención, serios problemas con dificultad en el aprendizaje, patologías como Alzheimer y lo peor de todo la violencia, todo por mala información de los nutrientes del organismo.

Neuro-Nutrición: te presento mis puntos de vista fundamentales del nuevo modelo con el que podremos hacer frente a los desafíos de la vida moderna.

Neuropéptidos y hormonas:

¿Sabías que cada emoción que tenemos produce un mensaje químico que circula por todo el cuerpo?

Existen investigaciones científicas que demuestran que la relación entre mente y cuerpo es más estrecha de lo que se creía.

¿Qué conecta la emoción con la fisiología?

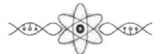

"La relación del cuerpo y la mente no están separados y no podemos sanar ni entender a uno sin el otro"

Esta afirmación fue hecha por la Dra. Candace Pert, Prof. Investigadora del Departamento Fisiología y Biofísica, Georgetown University Medical Center.

En sus más de 25 años de investigación y especialización de la doctora Pert, en la base molecular de los neuropéptidos y sus receptores, nos presenta que la interconexión tanto en el cerebro como en el sistema inmunológico, han proporcionado la base científica para un nuevo campo de la medicina y la farmacología denominado **psiconeuroinmunología**, ámbito que implica la comunicación entre mente y cuerpo, la importancia de las emociones como puente entre estas dos partes, habitualmente tratadas como separadas.

La enorme conexión de la Mente con el cuerpo, y de aquí sus redes neuronales interactuando con los diversos aspectos del organismo.

Las implicaciones de estas investigaciones son enormes, así como las emociones reprimidas o negativas pueden enfermarnos, también el cuerpo puede ser curado a través de la mente, y la mente puede y debe ser curada a través del cuerpo.

Es decir, precisamos un enfoque que nos vea como UNIDAD y no como dos aspectos separados, mente versus cuerpo o cuerpo versus mente.

Como lo explica Pert (quien llamó a estos neuropéptidos "moléculas de emoción").

¿Cómo se comunica la mente con el cuerpo, y el cuerpo con el cerebro?

Cada célula se comunica con las demás y todo el cuerpo sabe lo que está pasando.

Cuando pensamos o interpretamos algo, el hipotálamo libera al torrente sanguíneo el péptido que corresponde al estado emocional y cada célula tiene receptores en su superficie que están abiertos a la recepción de estos neuropéptidos, así que todo el organismo es afectado por el estado emocional.

Aprendamos a conocer la interconexión cuántica de la mente con el cuerpo:

La pequeña cantidad de información genera impulsos nerviosos, que van a dar en el blanco del órgano menos preparado para dar la información precisa, de ahí la inquietud del sistema nervioso y por lo tanto la enfermedad.

"La mayoría de los psicólogos tratan la mente como separada del cuerpo, un fenómeno con apenas conexión con el cuerpo físico. Inversamente, los médicos tratan al cuerpo como desvinculado de la mente y las emociones. Pero el cuerpo y la mente no están separados y no podemos tratar ni entender a uno sin el otro", Dra. Candace Pert.

Cuando los receptores de las células sufren un "bombardeo" constante de péptidos, pierden sensibilidad, y necesitan de más péptidos para estimularlos, esto nos torna adictos a los estados emocionales.

Cuando atravesamos experiencias emocionales repetidas, similares, que dan lugar al mismo tipo de respuesta emocional, nuestro organismo desarrolla la necesidad de este tipo de experiencias (adicción).

Somos un conjunto de emociones aprendidas y de conductas grabadas, pero detrás de ello están las hormonas y los Neuropéptidos.

Este es el diseño de un modelo neurobiológico de nuestras conductas, modos de Ser y de Ver la vida. Y cuando esto perdura por años, puede incluso llegar a enfermarnos.

El cambio es posible porque hay nuevas investigaciones en neurociencias que hablan de la capacidad plástica del cerebro: plasticidad cerebral, podemos "**cambiar el cableado**", reordenar las conexiones entre las células o redes neuronales (**Neuroplasticidad**).

Así como también el cerebro puede producir nuevas células cerebrales (neurogénesis); estos son dos descubrimientos revolucionarios, que pueden cambiar la manera de abordar la vida, salir del estrés y mejorar la salud.

De tal forma que podamos dar mejores mensajes en las **Señales**

epigenéticas de las células, esto significa que a pesar de los bloqueos emocionales podremos crear nuevas conductas dentro de las células a pesar del medio ambiente.

Por medio de nutrición adecuada a la necesidad del organismo, de acuerdo con su edad, sexo, raza y estilo de vida, podremos crear una buena **Activación de sitios reproductores de las células.**

Selección y regulación del ADN: tiene mucho que ver este tema con la ayuda de suplementos nutricionales de calidad, que en cantidades adecuadas puedan hacer el modelaje del patrón celular que requiere el organismo para lograr su meta que es armonizar y equilibrar su reproducción celular adecuada.

Expresión de las proteínas: aquí podemos referirnos a la cantidad de proteínas que elabora una célula.

El estudio de la expresión proteica en las células cancerosas puede brindar información sobre un tipo específico de cáncer, el mejor tratamiento que se puede usar y la eficacia del tratamiento.

O bien la limpieza del **maquillaje genético o Making up gen** oculto en las células que pueden producir malignidad no solo en tumores sino en alteraciones metabólicas.

Nutrigenómica: la podemos llamar también genómica nutricional, y es la parte de la ciencia que estudia la interacción de los alimentos con el genoma.

Es decir, la forma en que estudia los nutrientes y otros componentes de los alimentos que interaccionan o incluso modulan el material genético.

De tal forma que, al hacer una interpretación determinada del material genético, los distintos tipos de dietas podrían desembocar en distintos resultados, sin olvidar las modificaciones que actualmente se presentan de forma individual.

En la actualidad, las líneas generales de investigación de nutrigenómica que más peso tienen son aquellas que trabajan en prevenir la obesidad, así como enfermedades de carácter cerebral y cardiovascular.

Microbioma:

El microbioma humano, es un tema que me apasiona porque está compuesto principalmente por bacterias. Ha cobrado en los últimos años gran interés debido a los resultados de varios estudios que apoyan la microbiota con la probabilidad de afectar el riesgo de desarrollar procesos crónicos inflamatorios en las células, tales como el cáncer, así como la respuesta al tratamiento durante la enfermedad.

Muchos aspectos sobre la relación microbioma y cáncer no están comprobados aún y requieren ser investigados.

Mi Visión del Futuro de la Nutrición
Dr. Joel Rugerio Cano

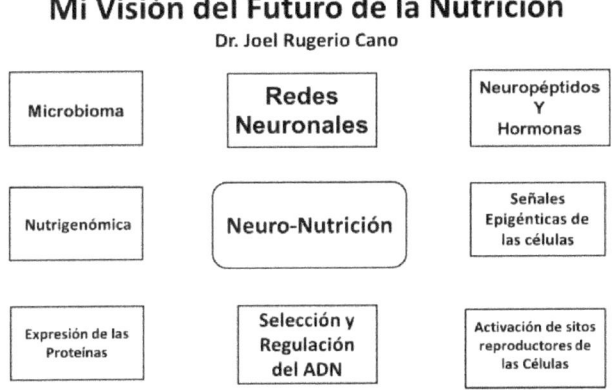

Mi conclusión es que ahora con el devenir de los tiempos tú y yo somos responsables no solo de lo que comemos, sino de lo que le damos de comer a las generaciones del futuro.

Debemos de crear conciencia alimentaria, disciplina, ante todo.

B. RECONEXIÓN MENTAL

Todos estamos interconectados cuánticamente por circuitos de resonancia, frecuencia y vibración, en sintonía con esto está nuestro medio ambiente.

Tal parece que estamos descubriendo el **Matrix de la mente**, pero la realidad es que nada está ausente en un universo, en donde cada vez más, somos alcanzados por las comunicaciones de la informática y sus medios masivos a través de telefonía o el plasma en la televisión u ordenadores.

El tiempo nos ha alcanzado y todos estamos interconectados por redes eléctricas y mentales, aunque lo dudemos.

A esto se debe por qué en una misma familia dos hermanos se comportan de diferente manera. Porque cada uno tiene su propio núcleo, aunque conviven en un medio similar desarrollan distintas características por sus elecciones e influencias.

Porque por su propia decisión, ha decidido cada uno su propio medio, ha creado sus propias respuestas y gustos, aunque sean de la misma tendencia por la misma estructura genética, las decisiones y gustos, hasta sus amistades son diferentes.

Otra forma de conexión mental es cuando dos personas sin ponerse de acuerdo coinciden, por ejemplo, en la comunicación telepática. ¿Te has fijado cuando vas a una reunión y otra persona lleva exactamente la misma ropa que tú sin haberse puesto de acuerdo las dos personas?

La conexión mental es un fenómeno que a muchos nos ha sucedido.

En general, a lo largo del tiempo se ha llegado a establecer de forma científica que en algún momento de nuestras vidas experimentamos el fenómeno de conexión entre dos personas como si de telepatía se tratase.

Este tipo de fenómeno es muy común por ejemplo entre hermanos gemelos o entre dos personas que se aman demasiado, porque hay entre ambos un entrelazamiento cuántico que va más allá del tiempo y la distancia.

Ya está comprobado que ni siquiera la distancia influye en el mensaje.

Puede llegar a kilómetros de distancia, depende mucho más de la fortaleza del lazo afectivo entre ambas personas.

Se ha probado que las mujeres por su bioquímica son generalmente muy receptoras del mensaje, los hombres cumplen más el papel de emisores.

No necesariamente se manifiesta de forma espontánea, tan solo sucede, aunque en algunos casos el emisor puede concentrarse para enviarlo.

Se cree que incluso estas conexiones pueden desarrollarse si hay una verdadera preparación.

Se trata de aprender a transmitirle un pensamiento simple a alguien que está cerca.

Debes recordar que eres un ser mental y que hay una programación codificada.

¿Cuántas veces te ha sucedido que al levantar el teléfono y comenzar a marcar, suena el teléfono y es la persona a la que tú estabas llamando?

Antes de que llamen voy a responder, mientras que todavía están hablando voy a escuchar. Isaías 65,24.

C. RECONEXIÓN ESPIRITUAL

__Dioscidencia__, la forma oculta que Dios tiene para poner su firma en un milagro.

Dr. Joel Rugerio Cano

En el Plan Divino hay un componente misterioso en el que las cosas suceden para bien, hagamos lo que hagamos, todo se va armando de manera magistral.

Sabemos que para los que aman a Dios, todas las cosas cooperan para bien, esto es, para los que son llamados conforme a su propósito.

Romanos 8.28.

Además, debemos de hablar de otras formas de Reconexión Espiritual.

Por medio de trabajos de imposición de manos, como sucede cuando se da Reiki.

También sucede en procesos de introspección profunda como en los días de práctica de silencio y meditación como yo lo he experimentado, cuando he viajado a la India en un Ashram, lo practico por lo menos una vez al año.

Cuando la experiencia interior es tan real como la experiencia exterior, el programa mental viejo se reescribirá.

Cuando una inteligencia superior se instala en el interior del cuerpo se producen altos niveles en el reciclaje cerebral, producto de un proceso bioquímico de ajustes e intercambio bioeléctrico a través del cambio en la bioenergética.

Ahora tu mente se conecta con una conciencia plena que llega a la quinta dimensión, en donde se conecta con la supra concien-

cia, enviando estímulos más elevados a tu cerebro; la conciencia interior le da un pleno despertar a tu conciencia y entonces se reescribe el programa para corresponder al cambio.

¿Te molestaría el vecino pesado y agresivo con sus torpes comentarios?

Si ya has vivido eso, son viejos patrones en tu vida.

¿Volverías a tus viejos programas, para repetir tus pasadas experiencias?

No, si has logrado una experiencia maravillosa como esta, gracias a tu gran trabajo mental, por medios de meditación, de relajación o en procesos de Theta Healing.

Imagínate que tu futuro próspero está por llegar, ¿te preocuparías por los destalles de tu vida actual anclada a estos viejos programas?

No harías más pensamientos y sentimientos del pasado en el presente, sino que estaría tu presente ahora mismo ya anclado al futuro.

Porque ahora que sabes esto, empiezas a sustituir el viejo programa del lenguaje que marcaba el rumbo de tu vida.

Lo más importante es dedicarle un tiempo a tu precioso YO en el presente, amando el resultado como ya realizado, sintiéndote en él.

Cuando remplazas la idea de que tu momento presente está en tu pensar, sentir y actuar correctos de este preciso momento, no hay nada que te detenga tu "**alma es imparable**".

Sin importarte el pasado porque ya no tiene poder cuánti-camente no hay tiempo, todo es un continuo desplazamiento energético en correspondencia con el ritmo, la velocidad y la frecuencia del interior.

Si algo no sucede en este momento tal y como tú lo deseas, es el momento de volver a comenzar, recuerda que nada hay que te detenga, ni el tiempo, ni la distancia, mucho menos la forma, porque, todo está en ti.

Repite conmigo, poniendo tu mano en el corazón:

"Mi universo contiene todo"

Donde pones tu atención es donde pones tu energía.

Si estás conectado con tus emociones y estas conexiones son un registro de tu pasado, estás nutriendo tu energía del pasado y esto es lo que a diario te sucede, para reprogramar tu mente debes enfocar tu pensamiento y sentimiento en el deseo del futuro.

Tu nuevo estado de conciencia debe estar totalmente anclado a la Divinidad en el presente, sin ningún otro sentido del pasado ni del dolor ni de la culpa, porque lo Divino en ti no conoce el mal, ni el error.

Recuerda esto que te comento por experiencia, tienes que estar donde hay que estar, porque donde está tu mente está tu corazón, y ahí debe estar tu cuerpo y no al revés como muchas veces sucede (que estás como ausente).

Valora la profundidad de vivir en conexión con lo Divino en ti, porque esta fuerza exige tu presencia consciente en el tiempo y en el espacio, si lo que en realidad deseas, son resultados.

Practica por lo tanto mantenerte en el presente, escúchate, siéntete en lo que haces y dices.

Cuando estás en un estado de relajación y entras a un estado de meditación, procura estar en el presente, procura mantener el dominio de tu respiración y el control de las fugas de tu pensamiento.

Pon atención a lo que te dices cuando estás relajado o en meditación.

¿Qué te dices?

Esto que oyes de ti mismo,

¿es coherente con el propósito de la meditación?

Si no es así, deberías empezar a hacer una reflexión, para mejorar, ¿no te parece?

"Cuanto más presente estás en tu meditación, más presente estás en tu vida"

Así que suelta las películas que pasan por tu mente mientras estás en meditación y enfócate en tu respiración, siente los espacios de inspiración, mantente en ellos, suelta el aire en la expiración y mantente en esta conciencia, paso a paso hasta que se conviertan en una práctica maravillosa en tu vida.

Finalmente, para una buena reconexión espiritual debes recordar que:

Donde pones tu atención es donde pones tu energía.

Para tener tus deseos en la vida:

Primero debes convertirte en ese algo.

Para conseguir algo primero tienes que convertirte en eso anticipadamente.

Hay un deseo y ese deseo te está esperando a que lo disfrutes, solo es cuestión de que te conectes con él, a través de ser tú mismo conscientemente el objeto de tu deseo.

Meditemos:

Cierra los ojos:

Siente tu respiración.

Relájate.

Siente como si una ligera vibración estuviera circulando por tus piernas y sigue relajándote más y más.

Respira, suelta el aire y al exhalar permite que tu cuerpo se sienta en un estado de paz, expresa desde lo más profundo de ti la palabra GRATITUD.

Ahora:

Bendice todas las experiencias de tu vida para que sean una extensión de la mente.

Bendice tu futuro para que ya sea tu pasado y puedas evolucionar en él tiempo.

Bendice tu pasado para que sus enseñanzas se conviertan en tu sabiduría.

Bendice los desafíos de tu vida para que se conviertan en tu grandeza y autodominio.

Bendice tu alma para que despierte tu conexión con lo Divino.

Bendice la Divinidad que hay en ti para que fluyan las bendiciones dentro de ti.

Despierta en ti, un real sentido de Gratitud.

Si tu pensamiento envía la señal hace que el sentimiento atraiga el suceso, entonces automáticamente entras en un estado de Gratitud.

Da gracias antes de que se manifieste tu deseo y siéntelo.

Cuantos más pensamientos de gratitud tengas, más bendiciones atraes a tu vida.

La palabra gratitud significa que el hecho ya ha ocurrido.

La gratitud es el sentimiento del estado supremo de recepción.

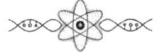

Capítulo 7

LA DESPEDIDA

En el mundo cuántico todo es un proceso constante de TRANS-FORMACIÓN continua, en el momento donde la energía, la frecuencia y la velocidad cambian, dando paso a una nueva información en otro nivel.

Cuando nuestro entendimiento es limitado tiene como la palabra despedida, que lleva una connotación de dolor, un sentimiento de pérdida, culpa, o un espacio de esperanza de "algo nuevo vendrá".

Este es el motivo del porqué he decidido mostrarte tres tipos de viaje en la despedida.

Hay varios tipos de despedida:

- **Física**
- **Mental**
- **Espiritual**

Lo que aparentemente termina no es otra cosa que un nuevo momento de visión del observador en función de lo observado.

No hay sentido de separación en el universo cuántico, todo es continuo movimiento.

Donde un punto, se termina, es el momento de que aparezca otro nuevo punto, pero el punto original.

¿Dónde está?

La realidad cuántica es que lo infinitamente invisible está siempre presente, solo que, en otro estado físico de información, metafísicamente está en otra vibración, por ley de causa efecto.

Si estás aquí, es en este universo:

¿Qué has venido a hacer?

Cuánticamente todo existe, aunque tú no lo veas, todo vibra y todo fluye en función de leyes.

El desplazamiento cuántico es un cambio de energía, a nivel de nuestro desarrollo personal, es un cambio desde la mentalidad en donde el despertar de nuestra conciencia nos dice que:

"Somos los creadores de nuestra realidad

a través del pensamiento"

La creación cuántica:

Pensamiento → Realidad

Información → Energía

Recuerdo → Tiempo

Emoción → Forma

Sentimiento → Acción

"Si ves, lo crees y si lo crees, lo creas"

Leyes cuánticas que son claves en toda despedida.

1. DESPEDIDA FÍSICA

Llega el momento en que nuestra naturaleza deja este estado aparente y ¿te has fijado?, ¿qué sucede alrededor?

Sentimientos encontrados donde todo se traduce en recuerdos y memorias de lo vivido.

Esto no solo sucede en la humanidad sino en una mascota cuando se va, ¿qué se lleva y qué nos deja?

En el mundo vegetal los elementos de descomponen, pasan su proceso, se transforman y llega el momento de devolver a la tierra su cambio para nutrir la cadena alimenticia.

En aquel tiempo Jesús dijo a sus discípulos: en verdad, en verdad os digo que, si el grano de trigo no cae en tierra y muere, queda él solo; pero si muere, da mucho fruto. El que ama su vida, la pierde; y el que odia su vida en este mundo, la guardará para una vida eterna. Si alguno me sirve, que me siga, y donde yo esté, allí estará también mi servidor. Si alguno me sirve, el Padre le honrará.

San Juan 12, 24-26.

Hay que valorar el momento presente, porque siempre estamos viviendo en constante transformación, nuestra vida es un movimiento constante al cual yo le llamo *Oportunidad*.

El paso de un estado a otro en la vida para mí es un proceso de aprendizaje continuado en la escuela de la vida.

Es un constante balance entre lo que ganas y pierdes, entre lo que eres, lo que puedes ser y sobre todo lo que fuiste.

Despedirse no es abandonar.

Despedirse no es dejar a algo o alguien.

Despedirse es un reencuentro contigo mismo si lo sabes apreciar.

Hagamos un ejercicio para avanzar en este tema:

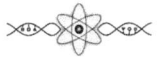

Haz un espacio para tus anotaciones.

¿Recuerdas alguna despedida física?

_____

_____

_____

_____

¿Qué es lo que más recuerdas?

_____

_____

_____

_____

¿Qué aprendiste de esa persona?

_____

_____

_____

_____

Este es el punto más importante de esta parte del libro:

Escribe una carta de despedida para aquella persona con la que no supiste despedirte adecuadamente.

Cuando termines esta carta, la lees y si algo falta lo anotas.

Una vez terminada tu carta, da las gracias a la vida por lo aprendido y llega el momento de la despedida.

Quema la carta y siéntete liberado y libera a la persona a la que le has escrito esta carta

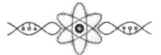

2. DESPEDIDA MENTAL

Nuestros estados mentales están condicionados por el tiempo pasado, presente y futuro.

Interactuamos con el tiempo, con el espacio y con la forma en nuestra mente.

Debemos por lo tanto dejar lo que detiene nuestro proceso y hacer una genuina despedida en nuestro subconsciente.

Aprendamos a despedir en nuestra mente:

Yo despido de mi mente y de mi experiencia los apegos.

Yo despido de mi mente y de mi experiencia la postergación.

Yo despido de mi mente y de mi experiencia el desorden.

Yo despido de mi mente y de mi experiencia los sentimientos de:

- Tristeza
- Culpa
- Ira
- Engaño
- Envidia

Otros pensamientos, emociones y sentimientos que debemos abandonar si queremos progresar.

Hay tres detractores de la armonía mental que debes despedir de tu alma si en verdad quieres avanzar en tu progreso mental.

Estos detractores son:

"La envidia, la rivalidad y el odio"

Detrás de todo fracaso y desastre de la humanidad tanto en las familias, como en la sociedad, este virus mental hace que se des-

truyan las relaciones. Los líderes se obstruyen a sí mismos en lugar de construirse y las guerras se generan por el mal entendimiento entre ellos, todo por tener cualquiera de estos tres detractores del alma o los tres al mismo tiempo.

3. DESPEDIDA ESPIRITUAL

Nuestro más profundo estado está en una dimensión sutil, en donde la despedida se convierte en un una bienvenida a la vida y en un flujo constante con tu esencia.

La despedida en la vida espiritual no es el dolor material ni el trabajo mental para dejar algo, es en realidad dar la bienvenida a lo que eres.

Un proceso en el que puedes hacer un sincero balance, en donde dejas el peso de tu personalidad y permites que tu interior se abandone en el vacío del espacio en donde no hay nada más que energía en espera de tu respuesta a la vida.

Tu espíritu está atento a que seas un Ser feliz, a que tu rostro refleje la luz de la sabiduría y la alegría de tu transformación.

Haremos un inciso para encontrar apoyo en el área de la salud.

Demos paso al conocimiento del nuevo tiempo que es la salud o el estado de verdadera armonía.

Te muestro el camino más fácil par apoyar tu viaje de regreso a tu armonía y es un camino similar al de la Biorresonancia, que es de la medicina bioenergética, como lo son la Homeopatía en la que tengo 35 años de experiencia y las Flores de Bach que he utilizado durante veinte años con grandes resultados, llenos de satisfacción en mi vida y en la de mis familiares y pacientes.

EL CAMPO DE LA SALUD ES FASCINANTE Y POR ESO UNO DE LOS SISTEMAS MÁS REVOLUCIONARIOS ES EL DEL **DR. EDWARD BACH**, QUE INSPIRADO EN LA HOMEOPATÍA

DEL **DR. SAMUEL CRISTIAN HAHNEMANN**, APORTAN A LA HUMANIDAD NO SOLO UN MÉTODO MÁS DE CURACIÓN, SINO QUE ES UN ESTILO DE VIDA, SOBRE EL CUAL LA BABILONIA DE LOS TIEMPOS, HA CREADO UNA GAMA DE TERAPEUTAS QUE EN SU AFÁN DE AYUDAR A MUCHOS DESCONOCEN LA OBRA DEL **DR. BACH**.

LA SUSTANCIA ACTIVA Y LA CONCIENCIA DE LA RELACIÓN TERAPEUTA/PACIENTE, ES POR ESO QUE LO QUE TRATO ES DE CONTRIBUIR CON UN GRANO DE ARENA EN EL BASTO MAR DEL CONOCIMIENTO, ESTA INQUIETUD Y EL AMOR A LA VIDA, A MIS SEMEJANTES, A LOS PACIENTES, SE REDUCE EN UN SERVICIO AL TODO, LLAMADO DIOS.

Dr. Joel Ariel Rugerio Cano

Capítulo 8

LA RECTIFICACIÓN

(Carácter y madurez entendedora)

Llegar al entendimiento y probar por sus resultados.

La ignorancia siempre tiene frutos.

"NO HAY PEOR CASTIGO EN LA VIDA QUE EL DOLOR POR LA FALTA DE RESULTADOS Y SUS CONSECUENCIAS"

Mi vida tuvo experiencias personales. En el área sentimental encontré el amor y me dio como resultado mi hijo Joel, un sol de amor en mis días, la vida con la mamá de mi hijo fue disfuncional y no llegó a buen fin.

Tuvimos que separarnos, fui a vivir a siete horas de distancia y mi organismo se alteró metabólicamente, llegué a pesar 118 kilos y cuando hablaba con mi madre me decía:

"Hijo todo sucede por algo, recuerda que siempre hay un futuro mejor esperándote".

Mi madre a los pocos años se enferma de piedras en el hígado, la cirugía fue la decisión médica, entré al quirófano para apoyar la cirugía y ahí vi el hígado con tejidos cancerosos (con la impresión de ver a mi ser más querido, decidí no volver a entrar nunca más a ninguna cirugía), muy poco se pudo hacer, después de dos meses y el proceso de quimioterapia, vi su último suspiro y mi madre se despidió con unas palabras:

> *"Recuerda que nunca estarás solo,*
> *mi fuerza y mi voz estarán contigo"*

Los encuentros con mi padre me mostraron la necesidad de tener más convivencia con él, dentro de mis posibilidades, con mi trabajo y búsqueda de controlar mi obesidad encontré la suplementación nutricional y apoyo de grandes líderes que me mostraron el poder del cambio a través de la nutrición saludable, el cambio de hábitos y el gran trabajo de desarrollo personal. En este lugar conocí al mejor mentor del crecimiento personal empresarial llamado **Jim Rohn**; uno de sus grandes legados que dejaron huella en mí, fue cuando decía:

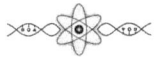

"Para que las cosas cambien, tú tienes que cambiar"

Así comencé a valorar mis cambios y hasta la fecha he controlado 38 kilos y 7 tallas, en uno de mis viajes encontré que algo había dentro de mí que me decía:

"¡AVANZA!

¡AVANZA!

¡AVANZA!"

Como todo funciona para bien, fue en un viaje y ya medio dormido donde encontré lo que yo hasta la fecha llamo "La Voz" que es mi guía interna y que NUNCA me falla, dirigiéndome hacia Cataluña, allí encontré un sistema que sintetizaba lo que yo venía investigando desde hacía casi 20 años y fue cuando me encuentro con la medicina Cuántica.

Aquí conocí al creador del sistema Quantum el científico de la NASA llamado **Bill Nelson**, aprendí mucho del sistema porque resumía mis trabajos y mi "voz" podía ayudar a más personas.

Quantec, el científico Peter von Buengner;

Actualmente sigo investigando la bio-comunicación instrumental con el sistema BIO Cuántico llamado **Genios y el uso correcto de bio fractales cuánticos en donde activamente tengo libertad de investigar y progresar apoyando al Señor Francisco Martínez**.

Logrando más resultados, con más conocimiento y experiencia que me llevan a conocer más y mejores sistemas curativos.

Me faltaba algo que encajara en los procesos de comunicación interpersonal y fue así como llegué a la Programación Neurolingüística: me acerqué a **Richard Bandler y Robert Dilts** para aprender en sus seminarios, ya que ellos son Los Co-creadores del tema de la PNL.

Así en mi campo de investigación encuentro resonancia en el aprendizaje y seguimiento de los trabajos de desarrollo Neurocerebral con

Joe Dispenza, a todos ellos les estoy agradecido por aprender lo que deseo entregar al mundo.

Finalmente, mi vida personal y de servicio me hizo encontrar en Barcelona a una persona que desde que le conocí me hizo "Tilín" es decir me cambió el "chip" en mi vida y me llevó a encontrar en mi búsqueda de nutrición complementaria, a una Distribuidora de los productos que yo venía buscando desde hacía tiempo.

Y fue como que el destino nos encontró logrando que mi vida cambiara, me casé con este Ser amoroso que es **Inma** mi esposa y así encontré a una nueva familia en donde he sido siempre bendecido y altamente apreciado tanto yo como mi familia.

Con el tiempo me he trabajado mis procesos de convivencia y el más profundo perdón desde el amor hacia mi padre.

Viví grandes momentos de estudio de filosofía aplicando el conocimiento profundo de la vida, mi padre desarrolló a los 89 años un cáncer de próstata y falleció a los 92 años.

Logramos tener la mejor despedida con mucho respeto y amor, siendo los mejores amigos del UNIVERSO.

El legado que heredé de mi padre fue la riqueza y sabiduría de sus enseñanzas y consejos que vivirán en mí por siempre y aún marcan mi camino a seguir:

Hijo mío, recuerda que:

"Somos eternos aprendices en esta vida"

"Si la vida te da limones, no te quejes y haz una limonada"

"Lo que viene, conviene"

"No dejes para mañana lo que puedas hacer ayer" (queriendo mostrarme que nunca se deben dejar las cosas para después).

No fallaba, el sabio aviso de mi padre cuando veía que me desesperaba porque no todo salía como yo suponía que tenía que ser, y decía:

Hijo mío:

"No es necesario irritarse contra las circunstancias: ya que es obvio, pues estas permanecen ajenas a nuestra ira"

Eurípides

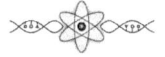

Actualmente mi hijo **Joel** que vive en México, es psicólogo, se dedica a la nutrición y al entrenamiento personalizado como **Wellness Coach** en México y España, de él he aprendido la maestría de la gratitud y el refinar mis conceptos.

De mi hijo he aprendido que amándome como lo hace, he comprendido que no hay distancia cuando hay bases sólidas y compromiso de vida.

Porque yo en Cataluña vivo dando terapias, charlas de crecimiento personal para la empresa de nutrición en donde mi esposa tiene un gran equipo de colaboradores, además de estar apoyando el trabajo de *Coaching con Caballos* para empresarios y personas que desean cambios reales, de mi Yerno **Cristian y Anna** hijita de Inma mi esposa, ambos son magníficos padres de un angelito que roba mi alma, mi nieta **Carla, cuyo cariño es invaluable y una gran fuente de inspiración en mis días.**

Por supuesto este bagaje está soportado por el amor incondicional de un sol que brilla cobijándonos con su entrega y energía Divina que es mi suegra **Margarita**.

Es por ello por lo que mi deseo es mostrar cómo se puede cambiar si se sabe observar. Cualquier persona puede aprender porque no hay tendencias genéticas, no hay pasado, todo es un presente eterno si queremos hacer un futuro mejor.

Hay condiciones que han marcado mis diferencias y deseo compartir este saber.

"¿Por qué hacemos lo que hacemos?"

"¿Cómo lo hacemos?"

Esto son tres estados o campos en todo cambio interno, y deseo mostrar la metafísica científica y sus procesos en todo cambio mental, reconocer nuestros circuitos de Memoria para corregir el pasado que nos tiene condicionados, conocer el diseño humano y la arquitectura de la conducta apoyada con la ingeniería del comportamiento, aprender porque es que funcionamos de cierta manera, ese es el motivo de mis procesos de cambio.

Y finalmente mi material es un llamado para saber:

¿Cómo funcionamos?

¿Cómo acabar con los viejos patrones y crear nuevos patrones a través de saber aplicar correctamente la causa y su efecto?

Saber usar bien el Neuro modelaje (cambio de programas y programaciones del pasado, en el presente para crearnos un mejor futuro).

El enfoque práctico sobre el entendimiento de la verdad de nuestra vida, es decir aplicar el correctivo adecuado a cada momento de nuestro diario vivir, saber usar las herramientas correctas para fines prácticos con el fin de lograr mayor aplicación con el conocimiento del entendimiento que tenemos.

PASOS DE LA INTELIGENCIA APLICADA PARA LOGRAR BENEFICIOS

Deseo genuino

Pensamiento-Información

Información-Pensamiento

Marco de referencia

Imagen

Alto impacto emocional

Circuito de memoria

Creencia

Visión holística del futuro:

¡Limpiar, limpiar y limpiar!

Todas son memorias en el campo cuántico.

Los procesos del éxito para vivir en paz son el resultado de borrar nuestras memorias erróneas acerca de:

Lo que somos "Seres perfectos enseñados de manera imperfecta", dando como resultado:

Las mismas…

Palabras

Conductas

Hábitos

Creencias

Comportamiento

**"Si haces lo mismo obtienes lo mismo ya que lo
semejante atrae a lo semejante"**

¿Por qué es que no cambiamos si mínimamente sabemos que deseamos algo y no lo obtenemos?

Por nuestras enseñanzas del pasado o nuestra inmadurez en donde aprendimos conceptos que tenían atados nuestros sentidos haciendo que el futuro no lo pudiéramos crear con precisión.

Nuestros viejos programas estaban llenos de palabras de peso que generan grandes errores en el logro de metas en nuestra vida.

Este es el camino del código del auto engaño en el que nos movemos para saber:

PECADO: es un error mental, es "errar el blanco".

CULPA: Falta de responsabilidad.

ODIO: desviarte del amor a la vida que te lleva a odiarte a ti mismo y a

odiar a los demás.

IRA: sentimiento que dispersa la paz y produce violencia por un enfado muy grande.

RABIA: es el enfado producto del resentimiento, por no lograr el deseo tan anhelado.

RENCOR: es un sentimiento de hostilidad hacia otra persona, alguien dice: "Te perdono, pero no olvido".

RESENTIMIENTO: es un sentimiento guardado, sin haber llegado a una solución buena para ambas partes; dicho de otra manera, se continúa manteniendo una historia no resuelta, que se aviva cada vez que estás frente al estímulo de tu sentir.

Toda esta serie de sentimientos son entre personas y no entre objetos, nada que no sea humano es objeto de nuestros sentimientos.

Estas vías negativas nos llevan a estar en el terreno de la enfermedad.

Enfermo y enfermedad son dos cosas distintas es como decir la causa y el efecto, la enfermedad en realidad es el paraíso de las disculpas para los que no quieren dejar de pensar, sentir y actuar en coherencia con Dios, la Inteligencia correcta o la Integridad con nuestro ser verdadero.

Enfermedad es por salirse del camino correcto de las virtudes solo el pensar, sentir y actuar en lo correcto te vuelve al camino de la salud. Evita la debilidad enfermiza de juzgar y criticar, en lugar de hacerlo reconoce que todos estamos en el mismo barco en diferente lugar, tal vez mañana seas tú el que sea juzgado.

Para salir de la enfermedad se necesita saber hacer un buen diagnóstico, nuestro molde original que está adormecido por la programación del *confort*, en donde la ignorancia de no saber quiénes somos nos tiene atados a la repetición de lecciones innecesarias.

DIAGNOSIS METAFÍSICA

Es el mejor trabajo para ir del sentido al alma en conexión con tu Ser.

Es el uso equivocado de las virtudes y su repercusión en los hábitos mentales que automatizan el comportamiento.

Como criatura de hábitos te muestro el camino sencillo de la lectura de los órganos con los que las virtudes están asentadas y que por desconocimiento nos enfermamos.

Para desarrollar este tema te daré con mis palabras y mi saber una idea resumida de algunos libros y cómo los aplico en beneficio de mis pacientes, siempre respetando su criterio, sin imponer mi criterio, sino al contrario con la sana libertad de llevar al enfermo al camino de regreso a su bienestar.

En estos manuales apoyo parte de mis consejos y aplicación en mi práctica diaria.

"Tú puedes Sanar tu vida" de LOUISE H. HAY.

"La enfermedad como camino" de THORWALD DETHLEFSEN y RÜDIGER DAHLKE.

"El poder contra la fuerza" de DAVID R. HAWKINS.

La gran Sabiduría que adquirí con **DIAGNOSIS METAFÍSICA** con el método del Señor: **William W. Walter.**

Atención:

Soy médico y no es fácil dar estos puntos de vista, además siempre respeto, admiro y sugiero se consulte al facultativo del campo de la medicina y sus diversas especialidades.

Mi experiencia personal con el método Walter de Diagnosis me ha dado muchas satisfacciones, ahorro de tiempo y dinero, además de evitar relaciones tóxicas.

"¡CUÁNTA LIBERACIÓN SIENTO AL MOSTRARTE MI ALMA, CONOCIMIENTO Y EXPERIENCIA SINCERA!"

Dr. Joel Rugerio Cano

Llega el momento de mostrarte las claves de mi apoyo e interpretación a la salud de cientos de personas en el mundo.

El saber usar correctamente las virtudes y su correlación con la mentalidad y sus órganos correspondientes dan como consecuencia las conexiones con la vida, es decir con la salud, el éxito o la prosperidad, así tenemos:

- **El corazón**: la cede de la fuerza para impulsar el amor (la sangre).

  Se debe valorar en la vida la calidad de afecto más que la cantidad y la exageración sobre todo en esta área.

  Es un motor de entrega de bienestar a muchas personas, es el órgano que en su espacio interior tiene mensajes del campo electromagnético.

  Es un órgano que tiene información geométrica, que además está capacitado para interactuar con muchos órganos, nunca se detiene, sus latidos son como un reloj de abundancia y prosperidad de recursos, capaz de transportar oxígeno y liberar la sangre utilizada para su reciclaje y nutrición.

  Su fuerza es tan poderosa que nunca se detiene.

- **La Sangre:** su energía debe ser como el amor que debe llenar todo nuestro torrente circulatorio hasta las zonas más profundas de tu organismo.

  Las venas recorren el cuerpo y te has fijado que se revientan más en los miembros inferiores.

  Será que literalmente algo anda mal en nuestro caminar por la vida y en nuestras relaciones.

  Una gran lección para aprender en los procesos de carencia

de dinero es porque hay algo que no está circulando bien en nuestra vida, (sin dejar de tener en cuenta no solo estos aspectos sino las creencias personales o sociales del entorno, acerca de la salud y el dinero o las relaciones afectivas).

- **El hígado:** representante de la paciencia de ahí que sea uno de los más importantes órganos del metabolismo, y de los ajustes en cada deseo porque hay que recordar que, "La paciencia todo lo alcanza", ya que hay que estar en paz con la ciencia.

- **El estómago:** gran símbolo de los procesos de digestión y de ahí que su simbolismo neurobiológico sea el uso correcto de la razón.

Para salir del mundo de la superstición y del error de las falsas creencias de aprender a razonar, desde un punto de vista objetivo.

En favor de la razón correcta o "Salvador Mental" está el aprender a usar la lógica deductiva, es decir, de lo mayor a lo menor o analizar las conclusiones de tu pensamiento desde adentro hacia afuera, una vez elaborado este proceso valorar las cosas desde tu interior hacia el efecto visible.

La razón correcta te salva de llegar a falsas conclusiones, te libera de falsos juicios, te conecta con la digestión de nuevas situaciones.

Cuando hay demasiada acidez es porque estás demasiado preocupado porque las cosas no salen con la velocidad que tanto deseas, o bien porque estás muy preocupado por salirte con la tuya antes de tiempo.

- **Intestino delgado:** mide de 5 a 11 metros y está ligado a la absorción de nutrientes con su relación de la microflora y regulación enzimática.

Así en la vida práctica, son las relaciones que nos nutren o nos roban energía, la microflora es el medio ambiente en donde deberíamos nutrirnos de lo mejor, absorber sus bendiciones en lugar de ser absorbidos por la seducción hipnótica de sus recursos como son los medios de comunicación masiva mal intencionada.

Aquí es donde la regulación enzimática está ligada a desdoblar y deshacer lo que está llegando a tu vida a través del calor interno de la autoestima, a mayor digestión enzimática hay más equilibrio en el metabolismo, es decir en las relaciones interpersonales, en el mecanismo enzimático. Consiste en el saber para qué y cómo hacer nuestra digestión de vivencias diarias.

- **Segundo cerebro:** es la suma de conducciones nerviosas del estómago e intestino y válido para la alegría y la toma de decisiones viscerales **(es decir la suma de la razón y la asimilación de ideas).**

¿Qué quiere decir que el intestino es un segundo cerebro?

Poseemos un verdadero cerebro dentro de nuestras entrañas, y su función neuronal es muy parecida a la actividad cerebral de la cabeza.

El sistema digestivo posee una red extensa de neuronas, que se encuentra entre las dos capas musculares de sus paredes. La estructura de las neuronas digestivas es totalmente idéntica a la estructura de las neuronas cerebrales, tiene la capacidad de liberar los mismos neurotransmisores, hormonas y moléculas químicas.

Me refiero al sistema nervioso entérico (SNE) o nuestro segundo cerebro. No es una metáfora; es un término oficial aceptado por la sociedad médica.

El 90 por ciento de la serotonina, la hormona del bienestar, la producimos en el intestino.

- **El intestino grueso:** es de 1 a 1,5 metros solamente diseñado para ser la sede de la liberación de procesos del pasado y ahí radica la clave de la bondad, perdón, compasión, tolerancia y olvido.

Por tal motivo una persona con estreñimiento crónico, solo está expresando una gran rigidez mental, una falta de tolerancia, y un temor a todo y a nada.

Los procesos crónicos de estreñimiento son el cuarto oscuro del alma, en donde están prisioneros el entendimiento y

la comprensión de los procesos de la vida, es por ello la dureza de los desechos.

Aferrarse al pasado es la zona de confort para no hacer nada y permitir que sea un laxante el que te libere de tu cárcel interna.

Una buena terapia es sonreír un poco cada día, ayuda mucho el masticar y digerir bien las situaciones, es lo más liberador que hay.

- **Riñones:** simbolizan un filtro de soporte mental.
- **Sexualidad:** simboliza la identificación y auto expresión de vida, la facultad de reproducir más de nosotros mismos.
- **Huesos:** la estructura de la vida y sus resultados, por haber llevado una vida en la que estás repitiendo la información del pasado sin fundamento.

El hacer que los huesos se vayan deformando, es el resultado de un proceso interior de aferrarse porque dentro de cada hueso hay información metabólica de calcio y fósforo es decir la luz y la solidez de las bases de tu vida.

Esto se debe a que están encerradas en el polvo de información tóxica.

Por ejemplo, si se trata de los huesos de las manos es porque no dejas el pasado y quieres retorcidamente sostener situaciones y cosas que no tienen sentido.

- **Músculos:** el soporte de la vida, de las situaciones y de la forma en la que van cargando los problemas, de ahí saber diferenciar la zona. Ejemplo: si hay alteración en los músculos de los hombros es por soportar hasta más allá del cansancio situaciones, personas que no avanzan y obviamente el dolor es porque tampoco avanzas tú.
- **Cerebro:** procesos mentales.
- **Nervios:** conexión con el mundo interno y externo apoyado con sistemas de equilibrio para la supervivencia.
- **Dopamina:** alegría para encontrar lo que buscas y busca recompensas.

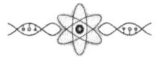

- **Endorfinas:** enmascarar el dolor y olvidar el dolor físico.

- **Oxitocina:** el amor o empatía que da comodidad en los vínculos sociales y construye sanas relaciones.

- **Serotonina:** seguridad en la relevancia social y hacerse respetar por los demás.

- **Cara:** para saber la hora no se necesita desarmar un reloj, basta con ver la carátula y sus manecillas y tener la información correcta.

Así sucede con el comportamiento y la madurez expresada por la cara de una persona, para el conocedor de la vida puede saber las conclusiones del carácter, solo por ver la cara de la persona puedes ver las conclusiones de sus procesos mentales.

Un gran ejemplo es como si buscásemos a un dibujante y le pidiésemos que hiciera la cara de una persona que es honesta.

Dibujaría una mirada serena y un rostro en paz, no dibujaría unos ojos desalineados, porque en los ojos está el espejo del alma, de tal manera que la mirada habla más que muchos mensajes.

Los ojos y su desviación muestran las inclinaciones del pensamiento individual y hacia dónde irán sus conclusiones para corresponder.

La frente con sus líneas refleja la serenidad o la tensión, unida ella están **las cejas.**

Una persona con rabia e intolerancia tiene normalmente el ceño fruncido (las cejas y su superficie).

- **Corporalidad:** representa los movimientos del lenguaje oculto del inconsciente.

Así tenemos la llamada Biotipología:

Delgadez

Obesidad

Corpulencia

Inflamaciones crónicas

Detrás de toda enfermedad está el enfermo, el medio ambiente y sobre todo están las creencias individuales.

El enfermo y su información.

El medio ambiente y la sobre carga de historias, es muy importante saber que en toda patología crónica hay una película de miedo detrás de ella, es decir una crónica de un cuadro o etiqueta, en donde todos opinan, desde los expertos en medicina hasta los familiares que han leído un poco en Internet (en ¡**"SAN GOOGLE"** jajajaj!).

Las creencias individuales:

El uso correcto de la fe en el proceso de la solución de cualquier situación por el uso adecuado de la gratitud y el contentamiento.

La sabiduría de la aplicación del deseo en el pensamiento, llegar a la sencillez del sentir, lograr lo que se desea, es posible si hemos sabido hacer el proceso (el milagro se ha producido).

Dios es La Inteligencia perfecta y siempre está al alcance de los puros de corazón que son almas imparables, que han logrado vencer su falso egoísmo y arrogancia para ser dueños de su verdadero destino.

"El sentir correcto con el sentimiento correcto son los constructores cuánticos de todo este universo"

"Los buenos y los sabios llevan vidas tranquilas"

Eurípides

Finalmente: 03 01 2018

Recuerda que solo estás condicionado, si sabes cómo es el proceso podrás activar nuevos genes y habrás despertado a tu gigante interior, así serás. Como nos ha enseñado mi mentor actual que es Laín García Calvo: quien nos ha enseñado el camino para llegar cómo:

"ALMAS IMPARABLES"

Gracias:

Dr. Joel Rugerio Cano.

Reflexión final

TODO ES TRES

Siempre podremos llegar a un final en esta etapa de mi trilogía de trabajo de **TRANS FORMA ACCIÓN**.

Mi deseo es dejar una huella que marque los tiempos en la vida del lector profundo de conocimiento.

Todo es **TRES**.

Mi diseño de trabajo se ha basado en mostrar mi sentido de los tres tiempos, pasado (**TRANS**) todo lo que hemos sido y que hemos aprendido y grabado en nuestros circuitos de memoria; el presente (**FORMA**) que es el momento en el que nos encontramos, cuando respiramos, cuando somos capaces de decidir sin mirar hacia atrás y avanzar hacia un nuevo tiempo que será el futuro (**ACCIÓN**).

¿En qué tiempo estás viviendo?

Retomando el porqué del tema "*todo es tres*", ya que en los últimos tres capítulos he mencionado tres diferentes estados:

Nuestra naturaleza nos exige valorar tres estados en el mundo:

- El físico
- El mental
- El espiritual

Te mostraré paso por paso este proceso:

En el primer paso:

Agua y grasa que hacen la conexión con la proteína y los carbohidratos, esto es el material esencial para la vida.

Otro punto de valoración es:

Electricidad y conducción que conectan al interior de las células afectando a los músculos, de ahí al campo de las emociones.

Otra forma de valoración es:

Conducción eléctrica que activa el interior de la célula para acti-

var a los Genes y esta está conectada con los cromosomas en los genes.

Una manera más de ver esta trilogía:

Alimento es el primer paso, sostenido por su frecuencia que activa la bioquímica.

A nivel metafísico:

Fe que proviene de la confianza en una fuerza sublime apoyada con la Esperanza que es un reforzador de todo lo que ocurre en el universo y Amor que es lo que hace todo el bien que hay.

A nivel de reconexión en Psiconeurobiología tenemos:

El Cerebro como la clave eléctrica de elección en la vida gracias a sus transmisores nerviosos haciendo su mejor conexión con el corazón, que es la zona magnética de la vida de todo individuo, una vez realizada la conexión correcta, se puede llegar al despertar de la iluminación.

Gráficamente lo presento:

1	2	3
Agua	Proteína	Carbohidratos
+		
Grasa		
↓		
Electricidad	Músculos	Emoción
y	Genes	Sexo
Conducción		
Eléctrica		
Alimento	Frecuencia	Bioquímica
Fe	Esperanza	Amor
Cerebro	Corazón	Iluminación

Todo este discurso termina en un concepto final.

LEY DEL DESAPEGO

Para llegar a ser genuino comienza por dejar de ser tú la figura importante, dale importancia a lo realmente importante que es la conexión con tu propia vida.

Meditación 11 de Tony de Mello:

"Se le acercaron sus discípulos

y le señalaron las construcciones del templo,

pero él les dijo:

¿Veis todo esto?

Os aseguro que no quedará aquí piedra sobre piedra

que no sea derruida". (Mt 24.1-2).

Imagínate a una persona gordísima y grasienta.

En algo así puede llegar a convertirse tu mente:

en algo tan gordo y grasiento,

tan pesado y lento,

que sea incapaz de pensar,

de observar, de explorar, de descubrir...

Mira a tu alrededor y verás cómo la mayoría de las mentes están así:

torpes, dormidas,

protegidas por "capas de grasa",

deseando no ser molestadas ni sacudidas de su modorra.

¿Qué son esas «capas de grasa»?

Son tus creencias, las conclusiones a que has llegado acerca de personas y cosas, tus hábitos y tus apegos.

Tus años de formación deberían haberte servido para eliminar esas "capas" y liberar tu mente.

En cambio:

tu sociedad y tu cultura, que han recubierto tu mente con dichas adiposidades, te han enseñado a no verlas siquiera.

Refugiarte en el sueño, a dejar que otras personas "los expertos": los dirigentes políticos, culturales y religiosos piensen por ti.

De ese modo, han conseguido abrumarte con el peso de una autoridad y una tradición intangibles e incontestables.

Veamos esas "capas" una por una.

La primera son tus creencias.

Si tu manera de vivir viene determinada por tu condición de comunista o de capitalista, de musulmán o de judío o de católico, estarás experimentando la 12 vida de un modo parcial y sesgado; hay entre ti y la realidad una barrera, una "capa de grasa" que te impide ver y tocar directamente dicha realidad.

La segunda "capa" la constituyen tus ideas.

Si te aferras a una idea acerca de alguna persona, entonces ya no amas a esa persona, sino que amas tu idea acerca de ella. Cuando la ves hacer o decir algo, o comportarse de una determinada manera, le pones una etiqueta: "es tonta", "es torpe", "es cruel", "es simpática"...

Entonces ya has puesto una pantalla, una "capa de grasa" entre ti y esa persona; y cuando vuelvas a encontrarte con ella, la verás en función de esa idea que te has formado, aun cuando ella haya cambiado.

Observa cómo es precisamente esto lo que has hecho con casi todas las personas que conoces.

La tercera "capa" son los hábitos.

El hábito o la costumbre es algo esencial en la vida humana.

No podríamos caminar, hablar o conducir un auto si no tuviéramos el hábito de hacerlo.

Pero los hábitos deben limitarse al ámbito de las cosas "mecánicas", y no deberían invadir los terrenos del amor o de la visión.

A nadie le gusta ser amado "por costumbre".

¿No te has sentado nunca a la orilla del mar, hechizado por la majestad y el misterio del océano?

El pescador mira todos los días el océano sin caer en la cuenta de su grandeza.

¿Por qué?

Por el efecto embotador de una "capa de grasa" llamada "hábito".

Te has formado una idea estereotipada acerca de todas las cosas que ves y cuando tropiezas con ellas, no eres capaz de verlas en toda su cambiante

novedad y frescor: lo único que ves es la misma idea insípida, espesa y aburrida que te has habituado a tener de ellas.

Y así es como tratas y te relacionas con las personas y las cosas: sin frescor ni novedad de ningún tipo, sino de esa forma torpe y rutinaria generada por la costumbre.

Eres incapaz de mirar de una manera más creativa, porque, al haber adquirido el hábito de tratar con el mundo y con la gente, puedes activar el "piloto automático" de tu mente e irte a dormir.

La cuarta "capa" formada por tus apegos y tus miedos, es la más fácil de ver.

Recubre con una espesa capa de apego o de miedo (y de aversión, por consiguiente) cualquier cosa o persona, y en ese mismo instante

dejarás de ver a esa persona o cosa como realmente es. Y para comprobar cuán cierto es esto, basta con que recuerdes a algunas de las personas que te desagradan o temes, o a las que te sientes apegado.

¿Ves ahora hasta qué punto estás encerrado en una prisión creada por las creencias y tradiciones de tu sociedad y tu cultura y por las ideas, prejuicios, apegos y miedos producidos por tus experiencias pasadas?

Hay una serie de muros que rodean tu prisión, de forma que te resulta casi imposible evadirte de ella y entrar en contacto con toda la riqueza de vida y de amor que hay en el exterior. Sin embargo, lejos de ser imposible, es realmente fácil y grato.

¿Qué hay que hacer?

Cuatro cosas:

Primera: reconoce que estás encerrado entre los muros de una prisión y que tu mente se ha quedado dormida.

A la mayoría de las personas ni siquiera se les ocurre verlo, por lo que viven y mueren "encarceladas".

La mayoría también acaba siendo conformista y adaptándose a la vida de dicha prisión.

Algunos salen "reformadores" y luchan por unas mejores condiciones de vida en la prisión:

Una mejor iluminación, una mejor ventilación...

Casi nadie se decide a ser un rebelde, un revolucionario que eche abajo

los muros de la prisión.

Solo podrás ser revolucionario cuando consigas ver, antes que nada, dichos muros.

Segunda: contempla los muros; emplea horas enteras simplemente en observar tus ideas, tus hábitos, tus apegos y tus miedos, sin emitir juicio ni condena de ningún tipo.

Limítate a mirarlos, y se derrumbarán.

Tercera: emplea también algún tiempo en observar las cosas y personas que te rodean.

Mira, como si lo hicieras por primera vez, el rostro de un amigo, una hoja, un árbol, el vuelo de un pájaro, el comportamiento y las peculiaridades de las personas que te rodean...

Mira todas esas cosas de veras, y seguro que habrás de verlas tal y como son en realidad, sin el efecto embotador y deformante de tus ideas y hábitos.

Cuarta (y más importante): siéntate tranquilamente y observa cómo funciona tu mente, de la que brotan sin cesar un flujo de pensamientos, sensaciones y reacciones.

Dedica largos ratos a observarlo todo ello del mismo modo en que contemplas un río o una película.

No tardarás mucho tiempo en descubrir que es aún más

interesante, vivificante y liberador.

Después de todo:

¿Puedes acaso afirmar que estás vivo, si ni siquiera eres consciente de tus propios pensamientos y reacciones?

Se dice que la vida inconsciente no merece ser vivida.

Podría afirmarse que ni siquiera puede ser llamada "vida", porque es una existencia mecánica, de "robot"; porque se parece más al sueño, a la falta de sentido, a la muerte...

Sin embargo, es esto lo que la gente llama "vida humana".

Así pues:

Mira, observa, examina, explora...

Tu mente se hará viva, eliminará su "grasa" y se tornará perspicaz. Despierta y actívate, los muros de tu prisión se desplomarán hasta que no quede piedra sobre piedra.

Tú te verás agraciado con la visión nítida y sin obstáculos de las cosas tal como son, con la experiencia directa de la realidad.

Mis dos claves trabajadas en los últimos años son:

-Deja de ser tú el importante.

-Si quieres ser feliz **llega siempre al punto cero de la cuestión**, es decir no alimentes más los problemas, solos sin alimento dejan de nutrirse y se extinguen.

"Una vida de excelencia requiere hábitos de Excelencia, solo así lograremos la trascendencia"

Dr. Joel Rugerio Cano

Con tres Principios.

1. PRINCIPIO DE LA NO REACCIÓN

Mis observaciones cuánticas de la vida es estar siempre atentos a la acción ante los estímulos y en mis procesos meditativos de los últimos meses.

Ha sido pensar antes de actuar y respirar hondo y profundo antes de hablar, esto ha dado como resultado no dar respuestas sin sentido.

Lo que he logrado es tener paz y muchas soluciones de los deseos que he tenido antes de que pida muchas cosas, vivir el milagro al instante por ser yo ese milagro y no el objeto de mi deseo.

LA VERDADERA ESPIRITUALIDAD

Le preguntaron al Maestro:

«¿Qué es la espiritualidad?»

«La espiritualidad», respondió:

«es lo que consigue proporcionar al hombre su transformación interior».

«Pero si yo aplico los métodos tradicionales que nos han transmitido los Maestros, ¿no es eso espiritualidad?».

«No será espiritualidad si no cumple para ti esa función. Una manta ya no es una manta si no te da calor».

«¿De modo que la espiritualidad cambia?».

«Las personas cambian, y también sus necesidades. De modo que lo que en otro tiempo fue espiritualidad ya no lo es. Lo que muchas veces pasa por espiritualidad no es más que la constancia escrita de métodos pasados»

Tony de Mello.

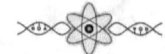

Esta lección de la *"NO REACCIÓN"* es el fruto de mi experiencia que con gusto te comparto, puedes comenzar por "La Dieta Mental de Siete días" de **Emmet Fox.**

2. PRINCIPIO DEL FLUIR

En estos momentos debemos haber llegado a cierta madurez en donde podemos decidir el rumbo de nuestra vida para dirigir nuestras fuerzas.

Llegado el momento de que quizá no estés a gusto con las circunstancias.

Abatido, decides que, en vez de luchar y enfadarte, es mejor fluir con el tiempo, con la vida y con el momento, como cuando haces ejercicio de Tai-Chi, te imaginas un caballo que está cerca de ti y que le puedes acariciar, sentir como es su cabello y su ternura y así mover tu cuerpo como el flujo de esta caricia, esto para mí es el fluir.

Cuando quiero encontrar una explicación del tema para ir terminado mi libro recuerdo a mi maestro **Tony de Mello** y sus lecciones que ahora compartiré:

Hablemos de la suerte y el fluir en la vida:

Un granjero vivía en una pequeña y pobre aldea.

Sus vecinos le consideraban afortunado porque tenía un caballo con el que podía arar su campo.

Un día el caballo se escapó a las montañas.

Al enterarse, los vecinos acudieron a consolar al granjero por su pérdida. "Qué mala suerte", le decían.

El granjero les respondía:

"mala suerte, buena suerte, quién sabe"

Unos días más tarde el caballo regresó trayendo consigo varios caballos salvajes.

Los vecinos fueron a casa del granjero, esta vez a felicitarle por su buena suerte.

"Buena suerte, mala suerte, quién sabe", contestó el granjero.

El hijo del granjero intentó domar a uno de los caballos salvajes, pero se cayó y se rompió una pierna.

Otra vez, los vecinos se lamentaban de la mala suerte del granjero y otra vez el anciano granjero les contestó:

"Buena suerte, mala suerte, quién sabe"

Días más tarde aparecieron en el pueblo los oficiales de reclutamiento para llevarse a los jóvenes al ejército.

El hijo del granjero fue rechazado por tener la pierna rota.

Los aldeanos, ¡cómo no!, comentaban la buena suerte del granjero y cómo no, el granjero les dijo:

"Buena suerte, mala suerte, ¿quién sabe?"

Tony de Mello

Sadhana, un camino de oración.
SAL TERRAE, 1992

Para mí la suerte es como el fluir, eso hace que veamos más claro nuestro siguiente paso en la vida.

Querido amigo te invito a que te liberes de conclusiones y cuando no sepas qué hacer, aprende a observar hacia a dónde se mueve la vida y empieza a fluir.

3. PRINCIPIO DEL VACÍO

"Lo que estás viendo tienes la idea de que está lleno, siempre tiene un punto vacío y detrás de cada punto vacío hay un universo de plenitud"

Dr. Joel Rugerio Cano

"COME TÚ MISMO LA FRUTA"

En cierta ocasión se quejaba un discípulo a su Maestro:

«Siempre nos cuentas historias, pero nunca nos revelas su significado». El Maestro le replicó:

210

«¿Te gustaría que alguien te ofreciera fruta y la asticara antes de dártela?»

Tony de Mello.

Lo más impresionante de la física cuántica por ser tan infinitamente pequeña, como la fe, es que muchas veces parece magia.

Pero a diferencia de esta, la física clásica, sigue unas reglas muy claras, el método científico. Y con él, podemos demostrar que los electrones pueden atravesar barreras, las partículas pueden comunicarse instantáneamente a distancia, las cosas pueden estar en varios sitios a la vez y… pues claro, también saben hacer el truco más conocido del mundo de la magia: el del sombrero y el conejo.

Esto lo hace el universo continuamente en todo el espacio.

El vacío es el sombrero y el conejo son todas las partículas conocidas: electrones, positrones, muones, kaones… todas.

Imagínate que, el sombrero del universo tiene un doble fondo de dónde saca continuamente partículas de la nada.

¿Pero cómo puede ser esto posible, tener algo de la nada?

¿Y la conservación de energía?

Es una constante intangible a nuestros sentidos y por ello la creemos inexistente, pero en realidad nada existe vacío, todo al final es información en un campo infinito de posibilidades, lo que hace que seamos divinos es nuestra capacidad de darle nombre a todo inclusive al mismo "VACÍO".

Por eso le llamo un principio del vacío porque todo el universo es una gama infinita de posibilidades dentro de un vacío de información hasta que surge algo que le altera y de ahí se forma la vida.

Mil gracias.

Joel

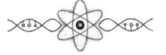

LA ILUSIÓN DE LAS RECOMPENSAS

Mientras eso no suceda, no llegaremos a ninguna parte.

Los grandes místicos y maestros de Oriente dirán:

¿Quién es usted?

Muchos creen que la pregunta más importante es:

¿Quién es Jesucristo?

¡Se equivocan!

Muchos piensan que es:

¿Dios existe?

¡Se equivocan!

Otros piensan que es:

¿Existe una vida después de la muerte?

¡Se equivocan!

Nadie parece afrontar el problema:

¿Hay una vida ANTES de la muerte?

Sin embargo, según mi experiencia son precisamente los que no saben

qué hacer con esta vida los que viven preocupados por lo que van a

hacer en la otra vida.

Una señal de que usted despertó es que no le importa un comino lo que va a suceder en la próxima vida.

A usted no le preocupa.

No le importa.

No le interesa, y punto.

¿Saben ustedes lo qué es la vida eterna?

Ustedes creen que es la vida interminable.

Pero sus propios teólogos les dirán que eso no es, porque lo interminable todavía está dentro del tiempo.

Es el tiempo que no se acaba.

Lo eterno significa atemporal -Por fuera del tiempo- La mente humana

puede comprender el tiempo y negar el tiempo.

Lo que es atemporal está más allá de nuestra comprensión.

Sin embargo, los místicos nos dicen que la eternidad es ahora mismo.

¿Cómo les parece esa buena noticia?

¡Es ahora mismo!

La gente se preocupa mucho cuando le digo que olvide su pasado.

Está muy orgullosa de su pasado.

O se avergüenza mucho de su pasado.

¡La gente está loca!

¡Olvídenlo!

Cuando oigan "Arrepiéntase de su pasado", dense cuenta de que se

trata de una gran distracción religiosa que les impedirá despertar.

¡Despierten!
Eso es lo que significa el arrepentimiento.
No "lloren por sus pecados".
¡Despierten!
¡Comprendan, dejen de llorar!

www.ingramcontent.com/pod-product-compliance
Lightning Source LLC
Chambersburg PA
CBHW071257220526
45468CB00001B/170